半年間でウエストマイナス30cm

88cm→50cm

-30cm

くびれごはん《ダイエット》

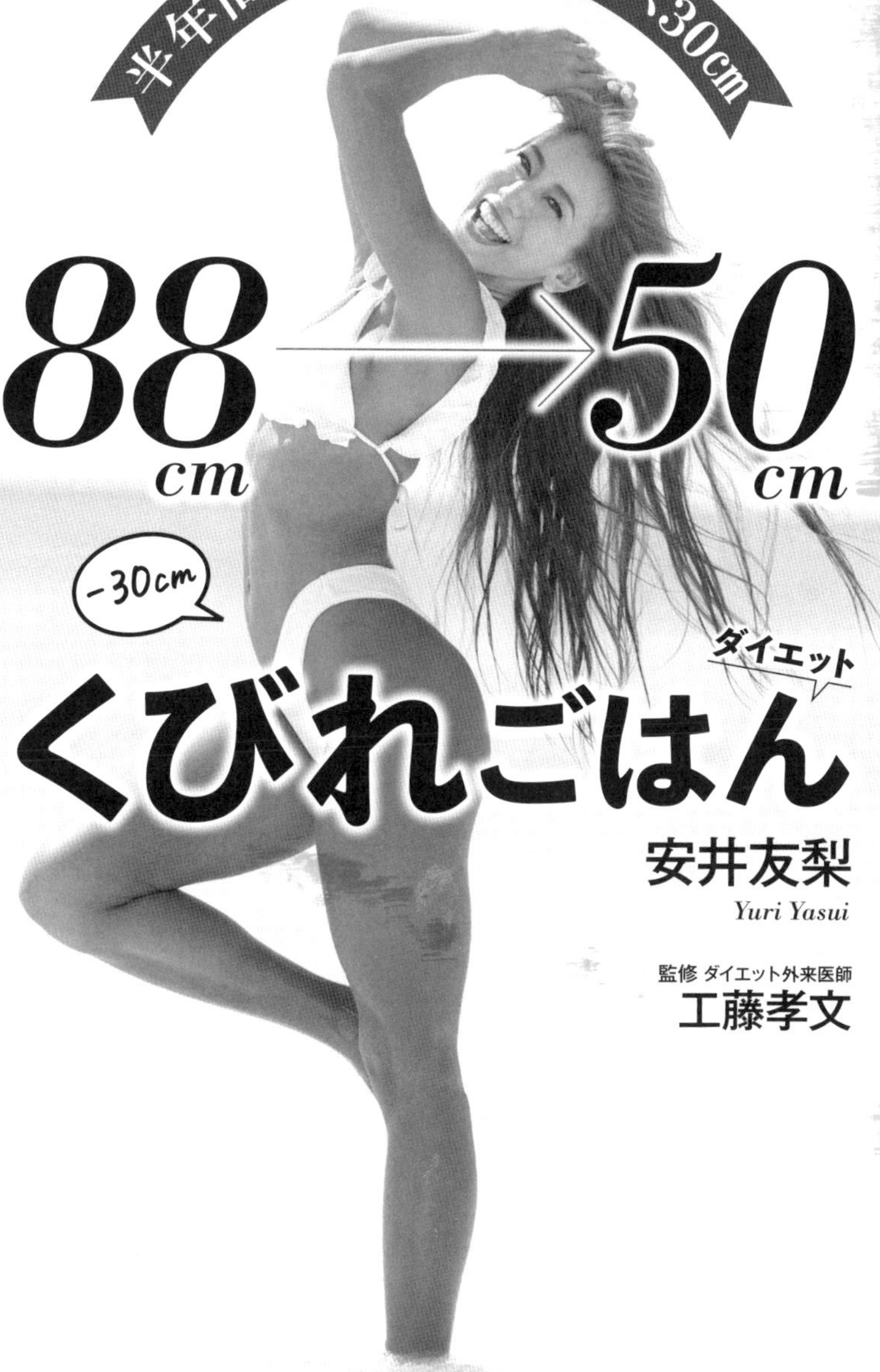

安井友梨
Yuri Yasui

監修 ダイエット外来医師
工藤孝文

講談社

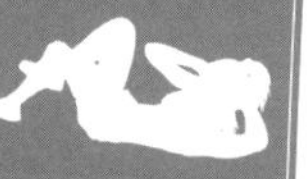

くびれに「腹筋」は不要です

内臓の若返りなくして、くびれなし！

くびれ＝腹筋というイメージですが、くびれに腹筋運動は一切不要。むしろ私はいかに腹筋を使わずに生活するかを工夫しているほどです。

くびれた腹筋を作るために必要なのは食事管理一択。スポーツクラブに通っている方はイメージしやすいかもしれませんが、たとえ腹筋運動が１００回できて、一見痩せて見えても寸胴体型の方はたくさんいるはずです。よしっ！　と本腰を入れて食生活を見直そうとするとき、まずは何を食べるか、何を食べないかを選択する場合がほとんどでしょう。間食をやめよう、たんぱく質の量を増やしてみよう、ご飯やパン、パスタなどの炭水化物を少し控えようといった具合です。決して間違いではありませんし、口に何を入れるかを選択することはとても大切です。しかし、それ以上に自分の体を知ることや腸内環境を整えることを大事にしてほしいのです。

私の趣味は食べること。30歳を過ぎてビキニフィットネスに出会うまでは好きなものを好きなだけ食べる毎日。大好物は、生クリーム、揚げ物、焼き肉、ピザなどでした！

当時は、生理痛が市販薬ではどうにもならないくらい重く、会社に行けないこともしばしば。街で倒れて意識を失い、救急車で運ばれたことも数十回。生理が来る度に、自分はこのまま再起できないのではないかと感じるほどでした。

競技のため生活が規則正しくなり、食生活の改善とトレーニングにより、10ヵ月でウエストは88㎝から62㎝となり、２０１６年にビキニフィットネス日本チャンピオンに。さらに高みを目指すため、食について本格的に学び、体に良いとされるあらゆる食生活を自分の体を使って実験を重ねることを開始しました。約10年間の試行錯誤の結果到達したのが腸内環境を整え、内臓に負担のかかる食べ物・食べ方をやめること。消化の悪いものばかりを食べていると、腸内には消化吸収できなかった食べ物の残りかすが充満し、血液を汚し、体の巡りを悪くします。美しく健康的なくびれを手に入れるためには、内臓の若返りが必須だと気づきました。現在40歳の私はウエスト50㎝。世界一のくびれと称され、２０２４年12月、10回目の世界選手権チャレンジにて、日本人初のビキニフィットネス世界一を達成。

私の内臓は、20代の頃よりもコンディションが良くなり、あれほど辛かった生理痛もすっかりなくなりました。

ブロッコリー、炭酸水はウエストを太くする

みなさんは、ブロッコリーにどんなイメージを持っているでしょうか。ダイエットやボディメイクに励んでいる人が良く食べている、ヘルシーな食材と思っている人が多いかと思います。実際、ブロッコリーは、ビタミンB1・B2・B6、ビタミンC、ビタミンK、鉄分、カリウムといった栄養素が豊富な食材で、私もビキニフィットネスと出会い減量を始めた頃にはとてもお世話になりました。

しかし、ブロッコリーにはデメリットもありました。私の場合、ブロッコリーを食べるとガスが溜まりやすく、お腹が張っておならが止まらなくなってしまうんです。

ブロッコリーやカリフラワー、キャベツなどのアブラナ科の野菜に多く含まれる食物繊維は、腸内細菌によって分解される際にガスを生みます。腸内にガスが溜まってしまっては、くびれどころではありません。ブロッコリーを食べるとガスが溜まるとはっきり感じるようになってからは、ブロッコリー自体はもちろん、ガスが溜まりやすい食材をなるべく避けるようになりました。

たとえば、オートミールや全粒粉のパン、牛乳、チーズ、ヨーグルトなどの乳製品、加熱したきのこ、炭酸水などです。いずれもヘルシーなイメージがある食材ですが、どれもガスが溜まりやすいものです。くびれの天敵とも言えるので、私は大会前の調整期間に入ってからは、絶対に口にしません。

腸のぜんどう運動を弱くするものも避けるようにしています。腸のぜんどう運動とは、便を押し出すための動きのこと。そう、これが弱まれば便秘になるということです。お酒やお酢、ブルーベリー・バナナ・パイナップルを除く果物は、腸のぜんどう運動を弱くするとされています。便秘に悩んでいる方、これらを摂り過ぎてはいないでしょうか。

前述した通り、美しく健康的なくびれを手に入れるには、内臓を若返らせる必要があります。ガスが溜まる食材、腸のぜんどう運動を弱くする食材は、内臓への負荷が大きくくびれ作りには適さない食材と言い換えることができます。

もちろん、いきなり全ての食材を排除する必要はありません。自分ができるところから食生活の改善をスタートし、自分に合わないもの、理想とする美しく健康的な体には不要だなと感じたものを少しずつ減らしていけばいいのです。

〝健康そうだから〟といった漠然としたイメージに惑わされずに、自分の体にフィットする美味しい食材を選んでいきましょう。

カロリー計算、PFC計算をしても1日30品目食べても〝くびれません〟

ダイエットを始めようとしたとき、まず自分のおおよその摂取カロリーを計算したり、大まかなPFCバランス（たんぱく質、脂質、炭水化物の摂取比率）を把握することは、もちろん悪いことではありません。間食を含めたら想像以上に自分がカロリー摂取をしていること、たんぱく質摂取があまりにも少ないこと、いつもの食事が脂質まみれだったことに気がつけると思います。

ざっくりとした現状把握のためには、摂取カロリーやPFCバランスを計算することは有効です。しかし、それはあくまでも〝目安〟だということを覚えておきましょう。なぜなら、口から入ったものすべてがそのままそのまま吸収されるわけではないからです。

たとえば卵を食べたとき、食品成分表に書かれているカロリーや栄養素がそのまま自分に取り込まれることはないのです。腸内環境や酵素の働きには個人差がありますし、何がどれだけ吸収されるかは、食べ合わせや調理法によっても変わります。同じ人が同じ物を食べても、胃腸が元気なときとそうでないときとでは消化吸収力が違います。

また、どんな気分で、どんな環境で食べたかも消化吸収に関係します。スマホをいじりながらかき込んだ食事と、楽しい気持ちでよく咀嚼《そしゃく》して食べた食事では、体内に吸収される栄養素は全く違ったものになるのです。

どれだけ緻密にPFCバランスを計算しても、口に入れたときのバランスと体内に取り入れたときのバランスは異なります。腸内環境が整っていなければ、頑張ってたんぱく質量摂取を増やしたのに全く吸収されていなかったということも起こりえます。

かつて、厚生労働省が推奨していた1日30品目摂取についても同じです。いくら、たくさんの食材を食べ、数字上の栄養バランスが整っていたとしても、自分の体内に吸収された栄養バランスが整っているかどうかは別の話というわけです。

私自身、ビキニフィットネスに出会ったばかりの頃は、摂取カロリーやPFCバランス（たんぱく質、脂質、炭水化物の摂取比率）にとらわれていました。当時は銀行員だったこともあり、数字の管理は得意だったので、めちゃくちゃ細かく計算をしていました。

しかし、数字を気にすることよりも、腸内環境を悪くするものを避けること、なるべく消化しやすい状態で食べること、自分の体に合わない食材を食べないことのほうが、美しいくびれ作りにとってとても重要です。

数字はあくまでも目安です。忘れないでくださいね。

野菜よりもたんぱく質摂取が痩せやすい体を作るは〝間違い〟

痩せやすい体を作るためには、筋肉量を増やして基礎代謝を増やすべきで、そのためには筋トレと同時にしっかりとたんぱく質を摂取する必要がある。この理論自体が間違っているというわけではありません。しかし、たんぱく質が最優先なのかというと決してそんなことはないのです。

好きなものばかり食べていた食生活を改善し、体を変えようと思ったとき、特に短期間で結果を出そうとする人に多いのが、糖質や脂質を大幅にカットして、鶏のむね肉ばかりを食べるような極端なやり方です。極端なやり方でも摂取カロリーを消費カロリーが上回る生活が続けば体重自体は落ちてくるので、ダイエットが成功したような錯覚に陥りますが、たんぱく質ばかりに偏った食生活は健康的とは言えません。

手軽にたんぱく質を摂取しようとすると、食事の中で肉や卵、乳製品など動物性たんぱく質の割合が増えていってしまいます。糖質や脂質が多い食事よりはヘルシーだと思う人もいるかもしれませんが、動物性たんぱく質過多な食生活は、内臓疲労を引き起こし、結果的に美しいくびれからは遠ざかっていってしまうのです。

農耕民族で伝統的に穀物菜食の日本人は、狩猟民族で肉食中心の欧米人と比べて腸が長いと言われています。また、女性は男性と比較して腸が長いというデータもあります。一度検査をしたことがあるのですが、私自身、平均よりもかなり腸が長いということがわかりました。加えて、日本人の腸内環境は長らく肉、脂肪を多く含む食事を食べてきた欧米人と比べて、肉や乳製品の消化が得意ではありません。そして、そもそも肉は消化に時間がかかるものなのです。たんぱく質を摂取しなければと肉をたくさん食べると、消化吸収しきれずに、腸内に長く留まって腐敗し、便秘にもなります。

私もジムに通いトレーニングを始めた頃は、たんぱく質摂取のために牛肉を食べまくっていました。最初こそ全身からパワーが漲《みなぎ》ってくるように感じましたが、徐々に体の重さや疲れを感じやすくなりました。そして体臭がキツくなり、皮膚も脂ぎってテカテカするように。最も劇的に変わったのは便です。肉食中心の食生活によって便は黒ずみ、排便の量が減り、トイレに行くのが嫌になるほど便が臭くなり、便も3日に1回ぐらいしか出なくなってしまいました。

たんぱく質摂取は大切ですが、最優先ではありません。野菜をたくさん食べ、腸内環境を悪化させないことを意識してもらえればと思います。

疲れているからスタミナつけるために　うなぎ、焼肉、栄養ドリンクは逆効果！

体が疲れているな、なんとなく元気がないなと感じたとき、皆さんは何を食べているでしょうか。うなぎや焼肉はスタミナ飯の定番ですが、疲労回復に適した食事かと問われたら、私の答えはノーになります。

うなぎはビタミンA、ビタミンB群、鉄分やカルシウムなどのミネラルが豊富に含まれているため、疲労回復効果があるとされていますが、脂質が高く消化に悪い食材です。うなぎは蒲焼きで食べることが多いと思いますが、焼くことによってさらに消化しにくくなります。つまり、とても胃腸への負担が大きいということです。夏バテ予防にとうなぎを食べて、胃もたれをした経験がある人もいるのではないでしょうか。

いくら栄養素が豊富な食材でも、しっかりと消化吸収されなければ何の意味もありません。体に良いと思って食べたつもりが、内臓疲労を招く結果になってしまうのです。

焼肉も同様です。私は焼肉が大好物で、トレーニングを始めたばかりの頃はお弁当にも赤身の焼き肉を持参し、夕食にも焼肉やステーキをよく食べていました。しかし、肉はとても消化しにくい食材です。焼肉の人気メニューである、カルビやロース、サーロイン、タンなどは脂が多く消化が困難です。

若い頃は好きだったのに、年をとって脂の多い部位が食べられなくなったという人も多いのではないでしょうか。それは、胃腸への負担が大きいからなのです。

仕事で残業が続いたとき、睡眠時間が短くなったときに頼りたくなる栄養ドリンクやエナジードリンク。忙しくなると手放せないという人もいるかもしれません。

一般的に栄養ドリンクは医薬部外品に分類され、エナジードリンクは清涼飲料水に分類されます。栄養ドリンクにはビタミンやタウリン、カフェインが配合されていることが多く、エナジードリンクにはビタミンや糖類、カフェインなどが含まれます。

カフェインには中枢神経刺激作用による眠気や倦怠感を改善する効果がありますが、要するにその瞬間を乗り切るためのマスキングで、疲労の根本解決にはなりません。糖分の多いエナジードリンクはカロリーも高く、オーバーカロリーの原因にもなります。

サプリメントも同様です。たとえばビタミンCのサプリでも、原材料名のところにはそれ以外のものがずらりと並んでいたりします。気をつけないと、知らず知らずのうちに不要なものをたくさん摂取してしまうことになるのです。

何を自分の体に入れるのか、入れないのか。その選択にこだわっていきましょう！

Contents

Contents

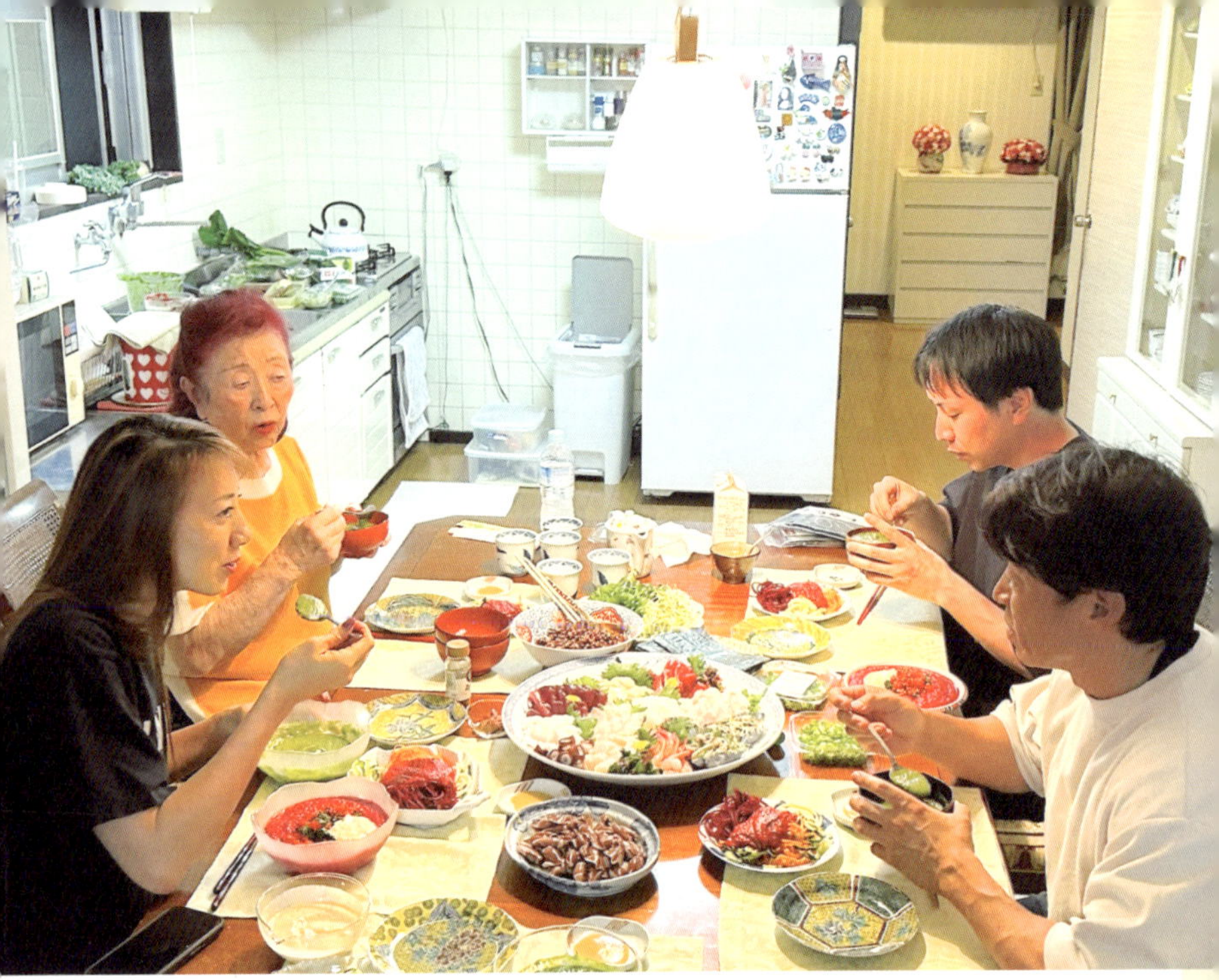

（左奥から時計回りで）お姑さんの絹子さん、FAVOLINKスタッフ山中さん、ご主人のぐっちゃん

たくさん食べても大丈夫！

ダイエットのためのご飯、くびれのためのご飯。そう聞くと、量が少なすぎてお腹が空腹に耐え続けなければいけないのではないか、毎日ささみやブロッコリーだけのような単調な食生活を送らなければいけないのではないか、美味しいものは食べられないのではないか、と思う人もいるかもしれません。

しかし、野菜中心、生食中心の私の食生活は、量や味を犠牲にするものではありません。

私は小さい頃から食べるのが大好きで、美味しいものが大好き。ピザが好きすぎてピザ店でアルバイトをし、イタリア料理が好きすぎて、イタリアに留学したほどの食いしん坊です。

学生時代には、さまざまなダイエット法に挑

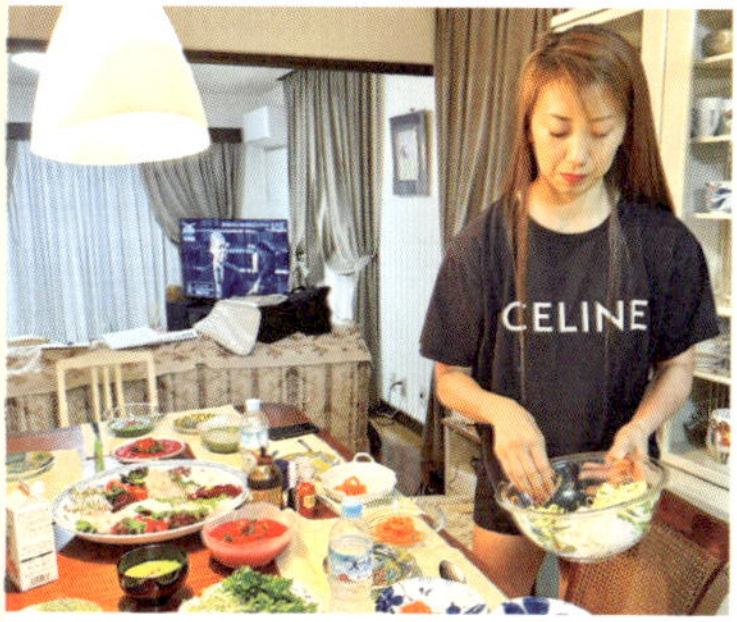

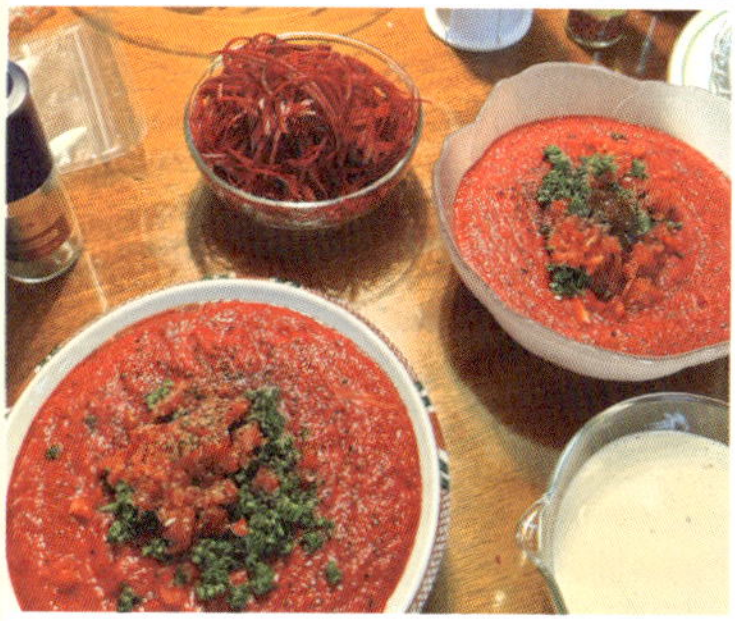

戦し、何度も失敗しましたから、我慢するダイエットが続かないことも知っています。

食材選びや調理方法、食べ合わせ、食べる順に気をつければ、お腹いっぱい食べても大丈夫！

食べ慣れないうちは、野菜の美味しさを感じにくいこともあるかもしれませんが、良い土で育った旬の野菜の味は絶品です。

もちろん、ただ体重が減るだけではありません。同時に健康もくびれも手に入ります。

COLUMN

家族と一緒に食べることも

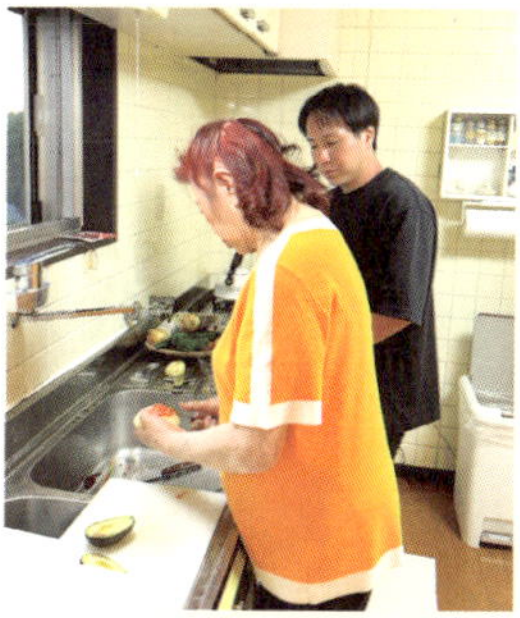

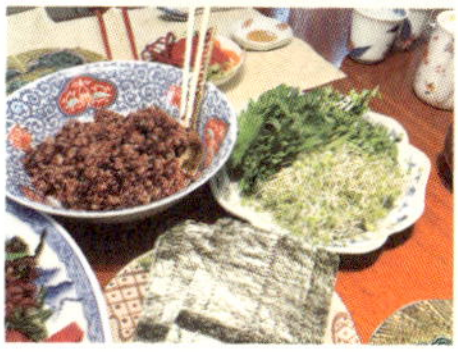

私は月に自宅で1度、「Beautiful blood（美しい血）」をテーマにしたヘルシーディナー会を開催しています。毎日家族全員でというのは、難しいかもしれませんが、ヘルシー食でも家族と食卓を囲むことは可能です。

好評な料理も、そうでない料理もありますが（笑）、美しいくびれを手に入れるための食事は、健康な体を作るための食事でもあります。健康になってほしい人をどんどん巻き込んでいきましょう（笑）。

Level 1
waist
88cm
↓
62cm

一般ダイエッターが実施している王道の食事法を実践していた頃

鶏むね肉・赤身肉

食事の取り組み

◉ランチは毎日お弁当を持参
◉芽野菜、香味野菜などの生野菜を肉と共に大量摂取
◉高たんぱく、低脂質、豊富な食物繊維を意識

旬野菜＋鶏むね肉＋米
常食していたお弁当

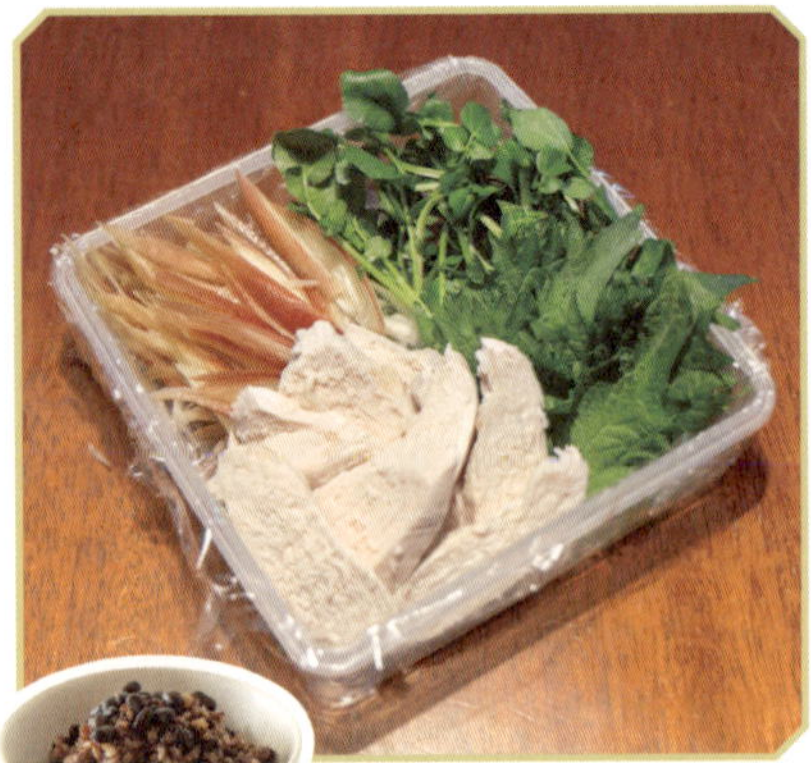

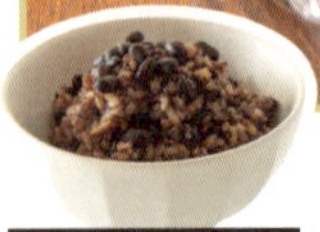

雑穀米真っ黒ごはん

弁当箱に、雑穀米真っ黒ごはん（P.22参照）を敷きつめ、やわらか鶏むね肉（P.21参照）、大葉、クレソン、みょうがを入れる。ノンオイルごまポン（P.21参照）をかけて食べる。

野菜のバリエーション例

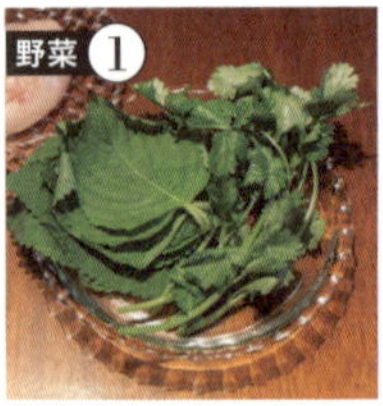

えごまの葉、パクチー

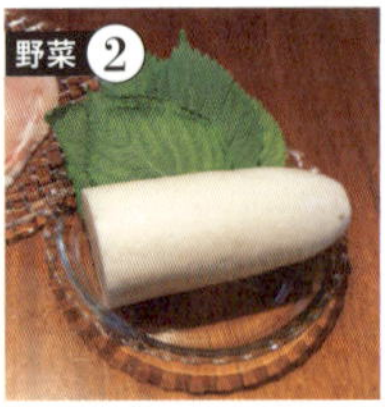

大根おろし、えごまの葉

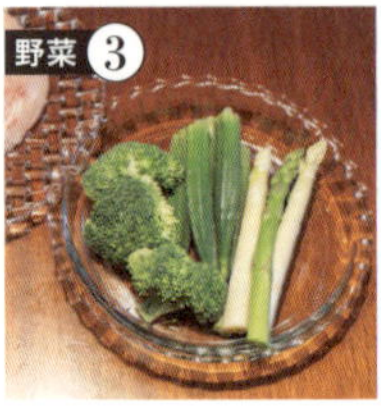

オクラ・アスパラガス蒸し、ブロッコリー炒め、えごまの葉

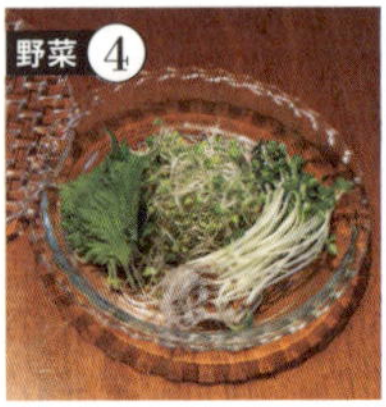

貝割れ、ブロッコリースプラウト、えごまの葉

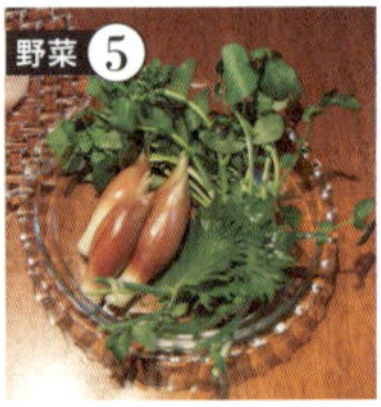

みょうが、クレソン、大葉

食べすぎて嫌になった

鶏むね肉嫌いな私が美味しく食べられる最強だれ

ノンオイルごまポン

材料・作り方

1 無調整豆乳大さじ10、ポン酢大さじ5、煎りごま50g、にんにく1片、生姜（すりおろし）小さじ1、鰹節50g、豆板醤小さじ1をミキサーで撹拌する。

2 白ねぎ1本（みじん切り）と混ぜる。

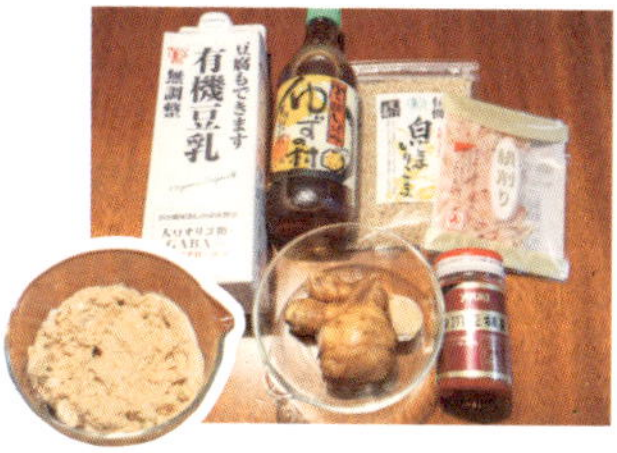

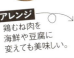

鶏むね肉は低温調理でやわらかく

やわらか鶏むね肉のねぎソース

材料・作り方

〈やわらか鶏むね肉〉

1 鶏むね肉1枚を耐熱性のジッパー付き保存袋に入れて空気を抜く。

2 鍋に70℃の湯をたっぷり用意する。*1*を入れて蓋をして30分放置する。

3 皮を剥がして繊維に沿って一口大に切る。

〈ねぎソース〉

1 白ねぎ1本（小口切り）、万能ねぎ1/3束（小口切り）をボウルに入れ、熱したごま油適量をまわしかける。

2 *1*に生姜1個（すりおろし）、塩少々を加える。

〈仕上げ〉

1 きゅうり2本（せん切り）、セロリ1本（せん切り）、鶏むね肉を器に盛り、ねぎソースを添える。

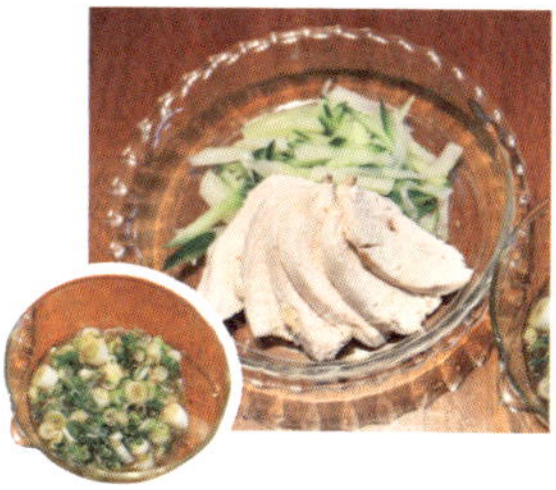

アレンジ 鶏むね肉を海鮮や豆腐に変えても美味しい。

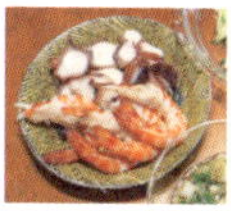
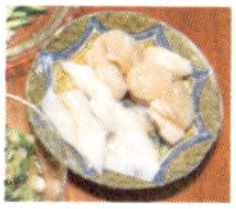
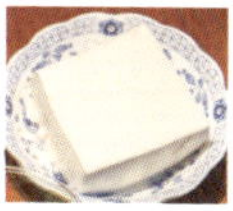

お弁当にもおすすめ！ くびれ丼

薬味とハーブの鶏むね肉黒米丼

材料

鶏胸ひき肉（皮無し）…100g
レモン果汁…大さじ1

A
にんにく（みじんぎり）…一片
唐辛子、乾燥チリフレーク…各小さじ1
水…大さじ2

B
ハーブ類、パクチー、香味野菜…各適量
赤玉ねぎ…50g　万能ねぎ…1本
塩、粗挽き黒こしょう…各少々

雑穀米真っ黒ごはん（P.22参照）…120g
※『黒美米』（P.106参照）1パックでもOK

作り方

1 フライパンにAを加え、鶏ひき肉に火が通るまで2〜3分煮る。

2 火を止め、Bを全部加えてよく混ぜ、塩・こしょうで味を調える。

食べ方

1 器にごはん敷き、具材を上からかけ、よくかきまぜながら食べる。

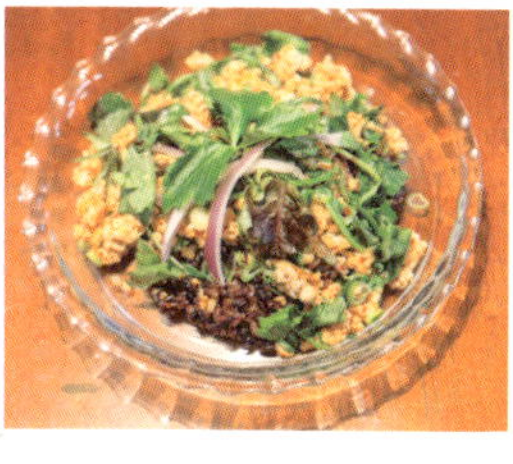

『黒美米』の誕生前はまとめて炊いて冷凍していた

雑穀米真っ黒ごはん

材料（作りやすい分量）

玄米…2合　黒米…1合
ひじき…50g　黒豆…50g
小豆…30g
白だし（または醤油）…ひとまわし
塩…ひとつまみ　水…690ml

作り方

1 黒豆、小豆を洗って水けをきっておく。

2 黒豆の表面が乾いたら、フライパンに豆を入れて弱火にかける。ゆっくり豆を転がしながらコロコロと気長に煎る。a

3 豆のいい香りがして、皮がはぜて少し色がつくくらいが煎り上がりの目安（4分程度）。

4 炊飯器（鍋）に全ての材料を入れる。b

5 1～2時間ほど浸水後、軽く混ぜ合わせ、普通炊きで炊飯する。

a
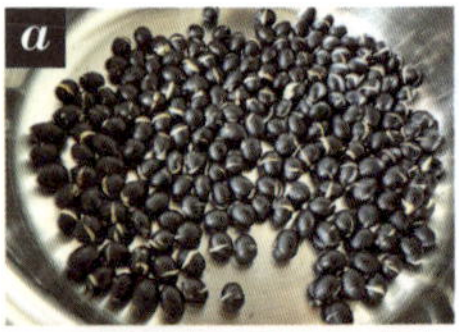

b
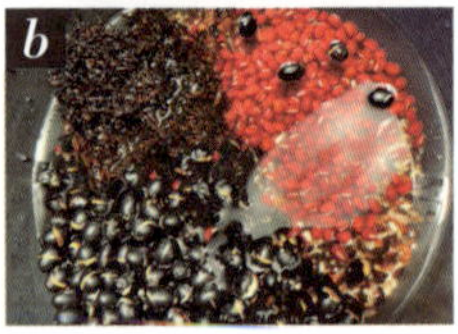

食べ方

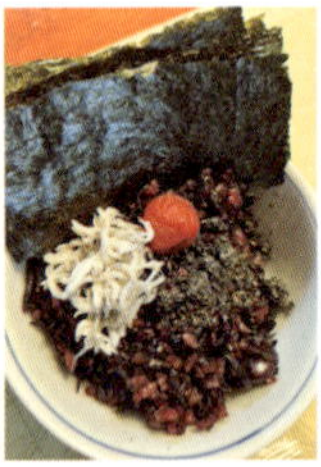
梅干し、黒ごま、しらすをのせる。

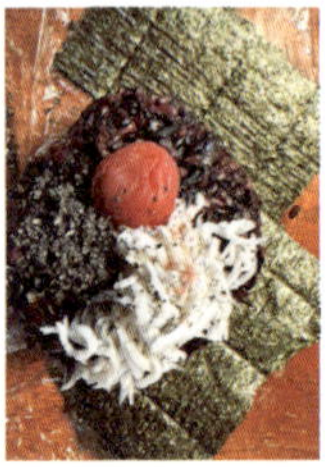
おにぎりにして、海苔で巻き、黒ごま、しらすをのせても良い。

当時の食事

振り返っての反省点

腸内環境への配慮がなかった

毎日頑張ってお弁当を持参していましたが、当時は高たんぱく・低脂質ならOKと信じて、腸内環境への配慮はありませんでした。本書のレシピは、消化に時間がかかる牛肉・豚肉ではなく、鶏むね肉、豆腐、えび、帆立などに置き換えて書きました。

当時のお弁当

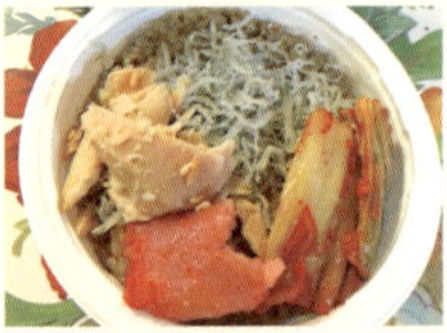
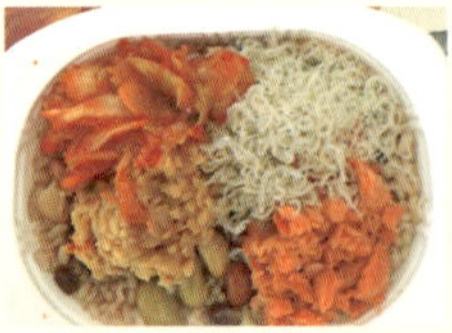
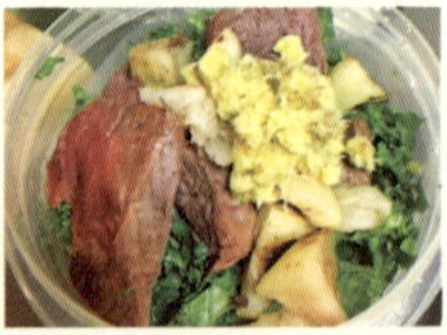

牛肉だけでなく、複数のたんぱく質を同時摂取しているのも今振り返るとNGでした。

Level 2
waist
62cm
↓
58cm

晩御飯を肉ではなく、魚介類にすることを特に意識

たんぱく質は魚介類をメインに

食事の取り組み

◉たんぱく質は脂質の少ない魚介類（貝類、かつお、白身魚）をメインに
◉夜は生食、昼は蒸すなどの調理法に
◉血流を良くする食事、抗酸化食材（レインボーフード）を意識して摂る

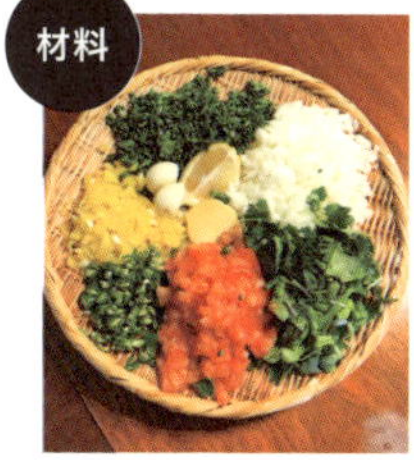

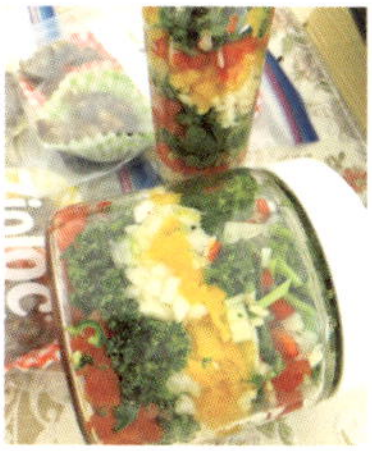

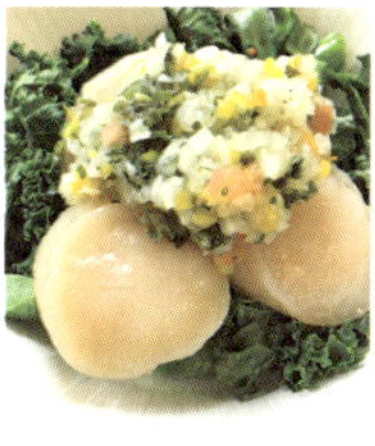

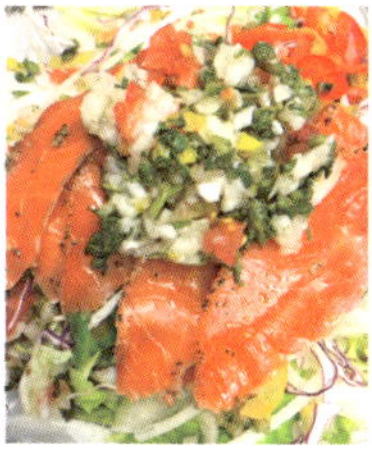

食べ方・入れる野菜は自由自在　レベル4の段階で食べてもOKな優れもの！

食べるサルサ

材料

パクチー…1束
パセリ…1束
ケール…1枚
玉ねぎ…2個
生姜…一片
にんにく…ひとかけら
赤パプリカ…1個
ピーマン…1個
きゅうり…1本
トマト（熟れていないもの）…2個
※熟れていると水分が出て味が薄くなる
青唐辛子（お好みで）…少々

（上記：野菜類）

味つけ

ライム（レモン）果汁…1個分
粗挽き黒こしょう…適量
塩…ふたつまみ

作り方

1 野菜類全てを細かく切って、ライム（レモン）果汁を絞っておく。
2 食べるときに、塩こしょうやお好みの調味料で味付けする。

食べ方　お好み焼き生地（P.44参照）で巻く、お刺身やサラダチキンにのせる、スプーンでザクザク食べる、レタス巻き、海苔巻きなどお好みで。

材料

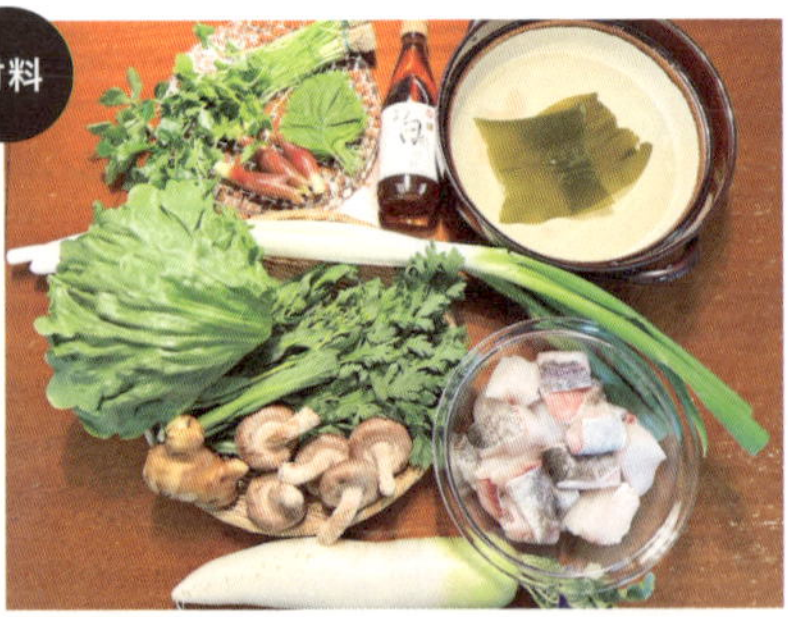

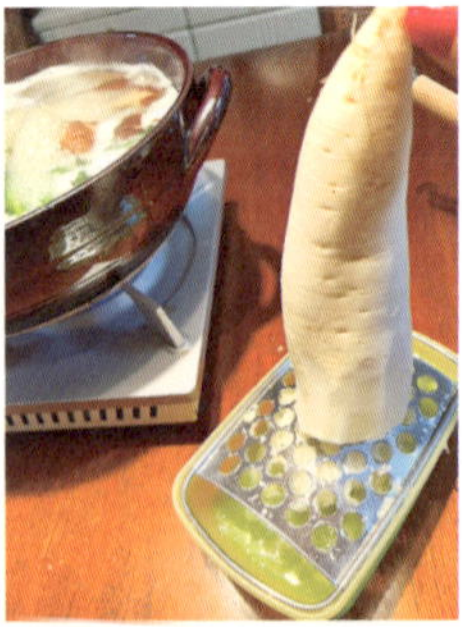

薬味は非加熱で食べる

a

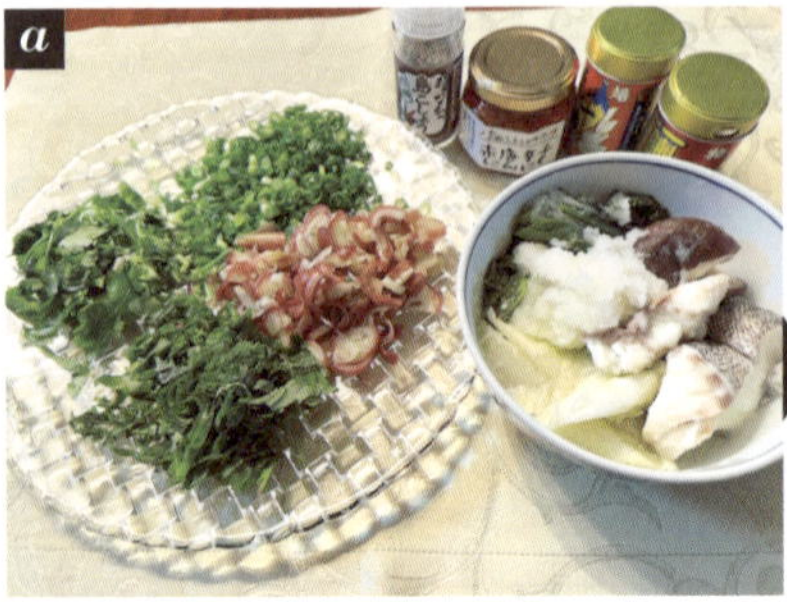

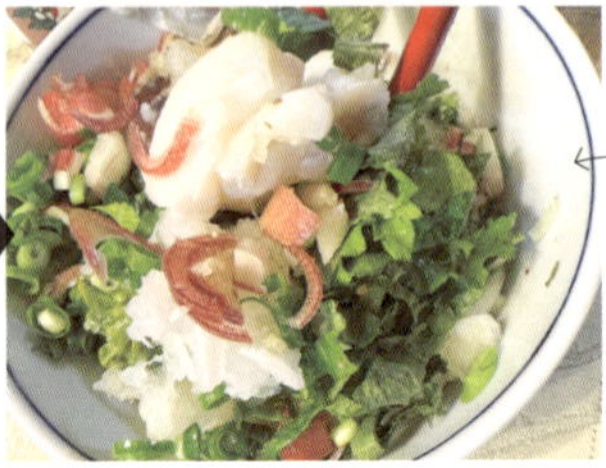

たらは脇役

薬味をもりもり食べる鍋

たらの大根1本おろし鍋

材料

〈だし汁〉
だし昆布…10㎝角程度1枚
白だし…ひとまわし　水…適量

具材
たら…1切れ
白ねぎ（5㎝長さに切る）…2本
旬の葉物（春菊、菜の花、チンゲンサイなど）…たっぷり
しいたけ…1パック

薬味
大根（皮ごとすりおろす）…1本
大葉（せん切り）…1束
みょうが（せん切り）…1パック
みつば（5㎝長さに切る）…1束
長ねぎ（みじん切り）…2本
生姜（すりおろし）…1個

作り方

1 鍋に**だし汁**材料を入れて煮立て、**具材**を入れる。

2 具材に火が通ったら、器に**薬味**を入れて、薬味をもりもり食べる鍋。a

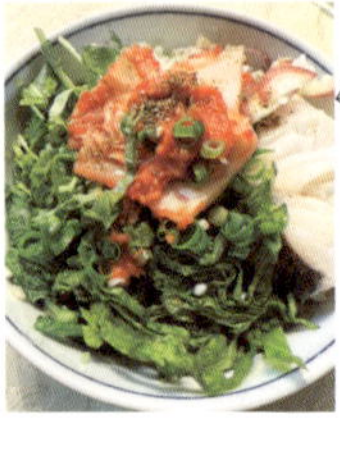

味変アイテム
ゆずごしょう、七味唐辛子、かぼす、山椒、もみじおろし、キムチなどお好みで。

たっぷりの薬味で食べるのが私の定番

かつおのたたき手巻き寿司風

材料・作り方

●**塩麹かつおのたたき**

1 生かつお1本をジッパー付き保存袋に入れ、塩麹・にんにく（すりおろし）を各適量加え、30〜60分漬け込む。

2 さっとフライパンで焼けば、美味しい塩たたきの完成。

※醤油をかけなくて、そのままで美味しいです。

●**たれ**

1 すだち大さじ2、酢大さじ1.5、醤油麹小さじ2（P.48参照）、生姜1片（すりおろし）、玉ねぎ適量（みじん切り）を混ぜるだけ。

●**薬味・野菜**

1 にんにく・生姜・新玉ねぎ（各薄切り）、みょうが（せん切り）、ねぎ・オクラ（各小口切り）、ブロッコリースプラウトなどをお好みの量でたっぷり用意する。

食べ方

1 海苔にえごまの葉、大葉、雑穀米真っ黒ごはん（P.22参照）、**薬味・野菜**、**塩麹かつおのたたき**をのせ、**たれ**をかける。

2 海苔で巻いて食べる。

材料

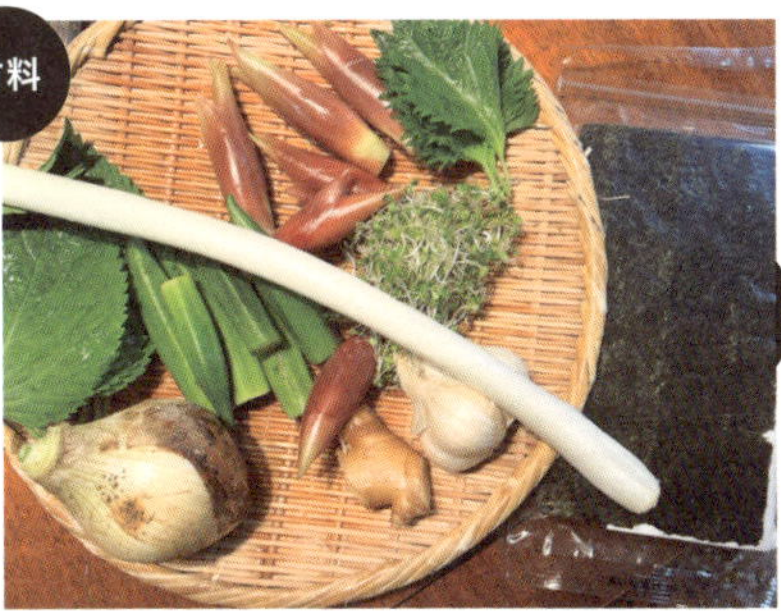

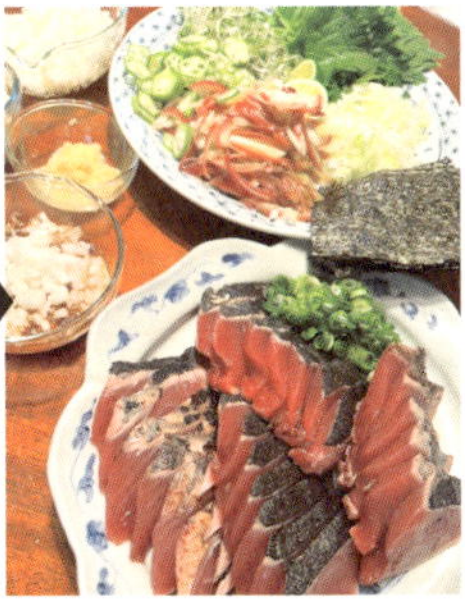

食べ方

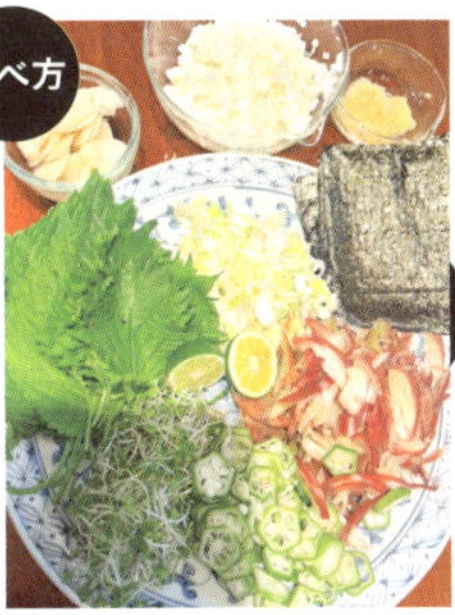

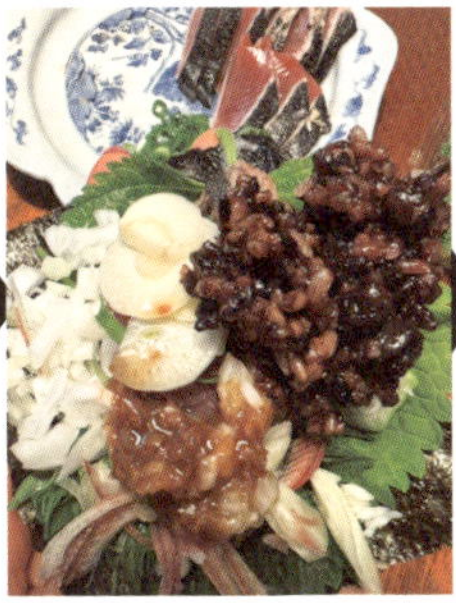

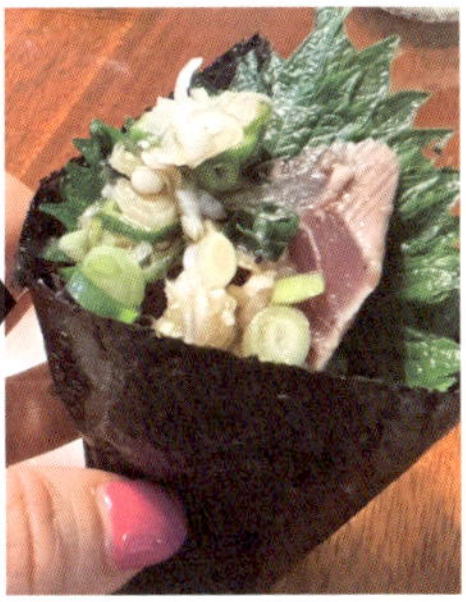

主役は薬味と野菜。かつおは脇役！

体調に合わせて
たんぱく質を選ぶ

消化の速い美容食スープ

材料

A
かぼちゃ（一口大に切る）…¼個
玉ねぎ（一口大に切る）…1個
パプリカ赤・黄（一口大に切る）…各1個

にんにく…2片（みじん切り）
生姜…1片（みじん切り）
帆立…10個
有機ホールトマト…1缶（400g）
ミニトマト…10個
チリパウダー…適量
赤唐辛子…適量

〈火を止めてから加える〉
塩麹…大さじ1
味噌…小さじ1（最後に入れる隠し味）
粗挽き黒こしょう…適量

〈仕上げ〉
ハーブ（コリアンダー又はバジル）…適量

作り方

1 **A**を蒸す。***a***
2 鍋に生姜、にんにくを加えて中火にかけて、帆立を入れて炒め煮にする。
3 *2*にホールトマト、ミニトマトを加え、具材が浸かる程度の湯を加え、*1*の蒸し野菜、チリパウダー、赤唐辛子を入れ弱火でしばらく煮る。
4 火を止めてから塩麹、味噌、粗挽き黒こしょうを入れる。
5 器に盛り、ハーブをのせる。***b***

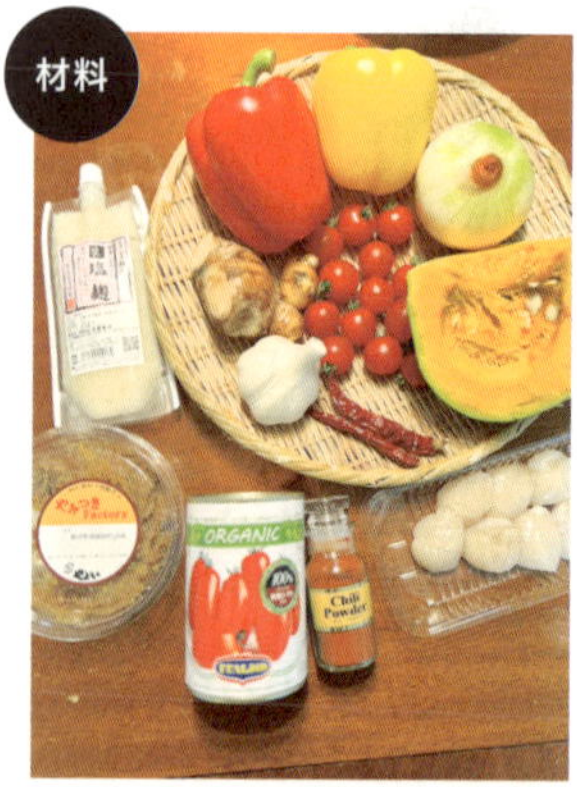

材料

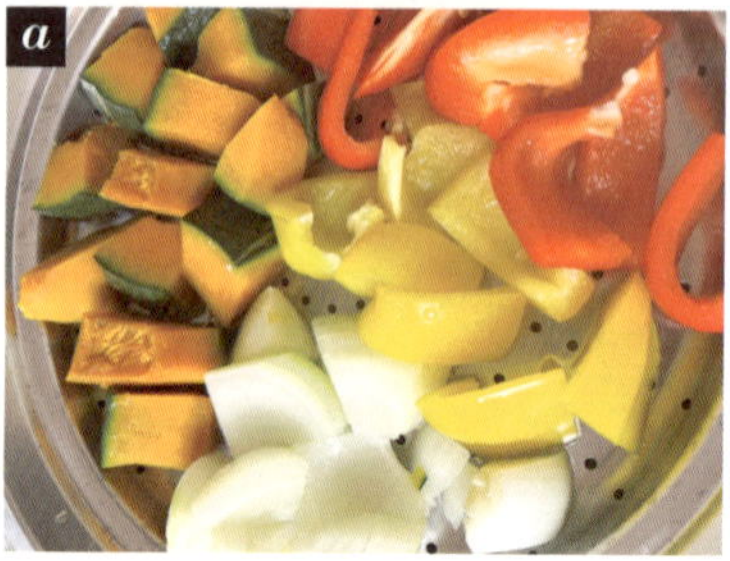
a

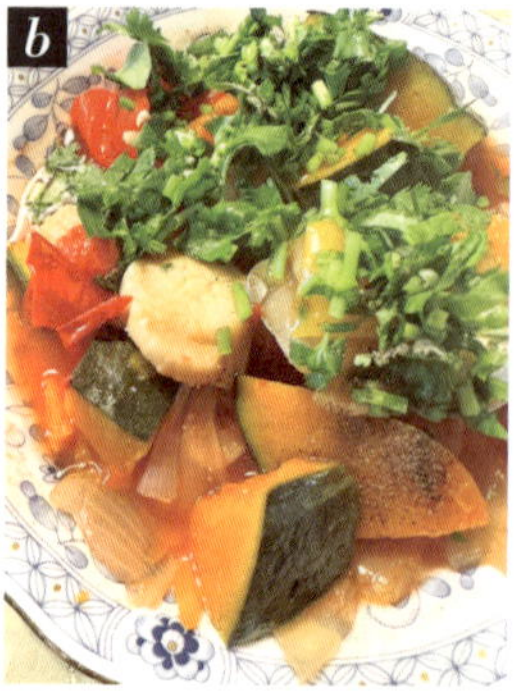
b

自分の体調にあわせて選ぶ

体冷えていたら……鮭缶
血流悪かったら……サバ缶
疲れやすかったら……大豆缶
不安感があったら……イワシ缶
浮腫疲労重なってたら……ひじき缶
胃腸弱り不眠なら……帆立缶

Level 3
waist
58cm
↓
53cm

発酵食、生食、スパイスで毒だし

体の糖化を防ぐため、高温（揚げる、焼く、炒める、レンジ調理）・長時間加熱を止める

（100度以上）

食事の取り組み

◉毒だしジュース、毒だしスープ、毒だしサラダを摂取
◉食べる薬「スパイス」を味方につけてダイエット
◉たんぱく質は、魚介2日、肉2日、植物性3日イメージで

基本ベースは固定。毎日メインを変えるだけ

一気に作って無くなったらまた作る

毒だしハーブサラダ基本ベース

材料・作り方

〈常備菜〉

1 紫玉ねぎ1個、にんじん1本（5㎝長さのせん切り）、きゅうり・セロリ各1本、（みじん切り）、万能ねぎ・パクチー各1袋（みじん切り）、スペアミント10～15枚を用意。

（旬野菜を使う）

〈ドレッシング〉

1 梅干し1粒（砂糖や蜂蜜使ってないもの）、ナンプラー・ライム果汁各大さじ1、甘酒小さじ1、チリパウダー（または鷹の爪）適量をボウルに混ぜ合わせておく。

〈トッピング〉

1 ミックスナッツ適量を粗めに刻む。食べる直前に混ぜるとクリスピーで香ばしい。

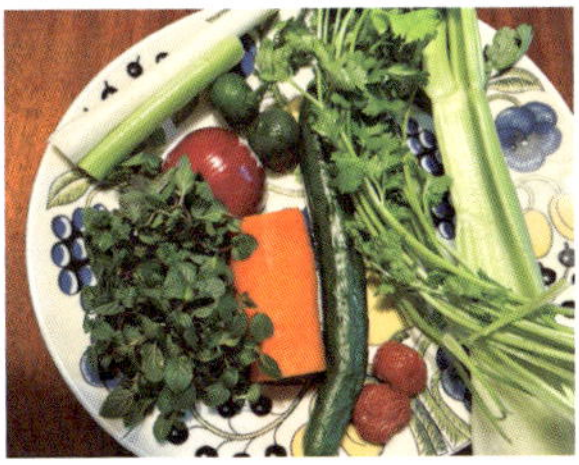

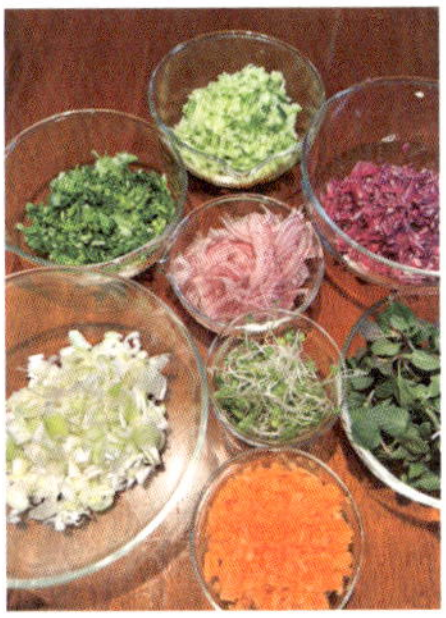

野菜の種類は固定ではなく、旬のものを食べる。ビーツ、ブロッコリースプラウト、みょうが、紫キャベツなどもおすすめ。

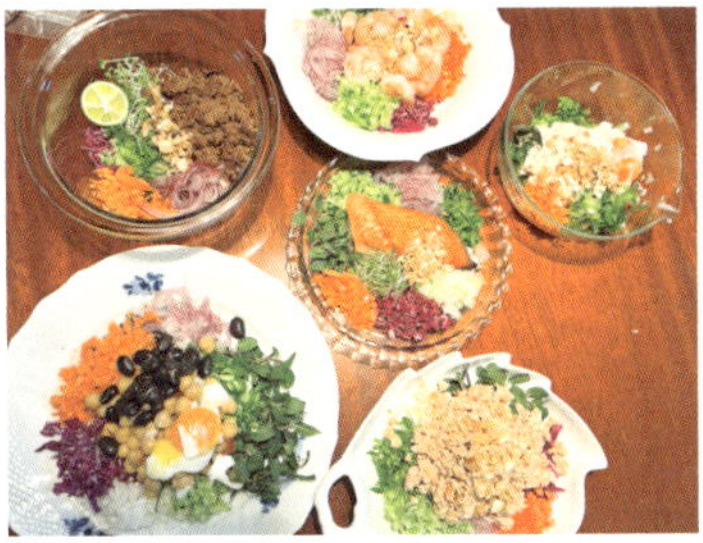

毒だしハーブサラダ 7変化!

魚介3日、肉2日、植物性2日
多様な種類のたんぱく質を摂取

かつおのたたき

1 Monday

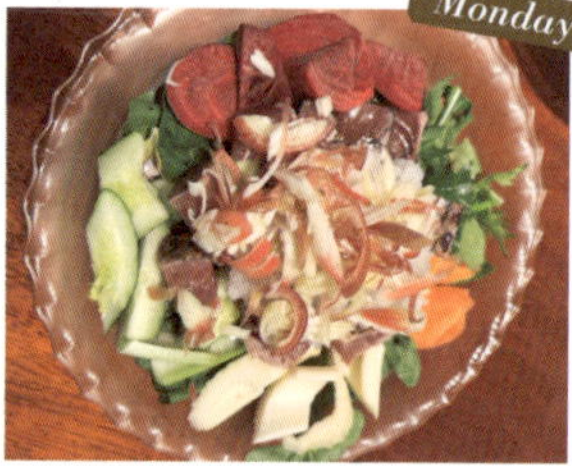

材料・作り方

かつおのたたき100gを少し小さめに切って、**〈常備菜〉**、**〈ドレッシング〉**、**〈トッピング〉**と和える。

※サーモンのお刺身も美味しい。

焼き鮭

2 Tuesday

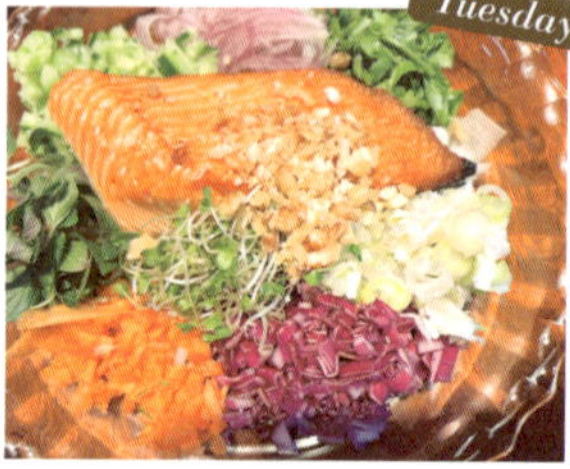

材料・作り方

1 焼き鮭、焼き白身魚などその時ある魚をほぐす 。

2 **〈常備菜〉**、**〈ドレッシング〉**、**〈トッピング〉** と和える。

馬肉ハンバーグ

3 Wednesday

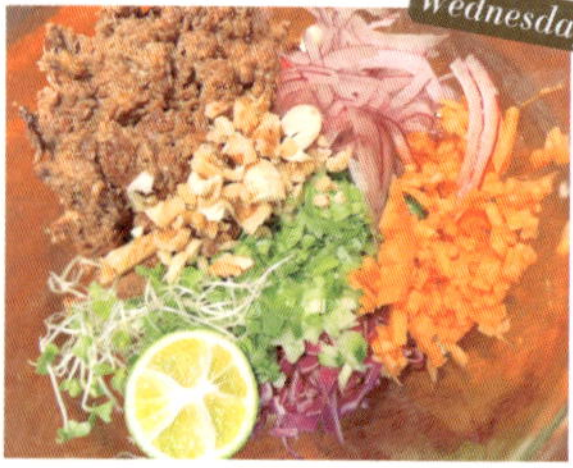

材料・作り方

1 馬肉ハンバーグ(P.106参照)を温めて袋のままほぐす。

2 **〈常備菜〉**、**〈ドレッシング〉**、**〈トッピング〉** と和える。

豆・卵

4 Thursday

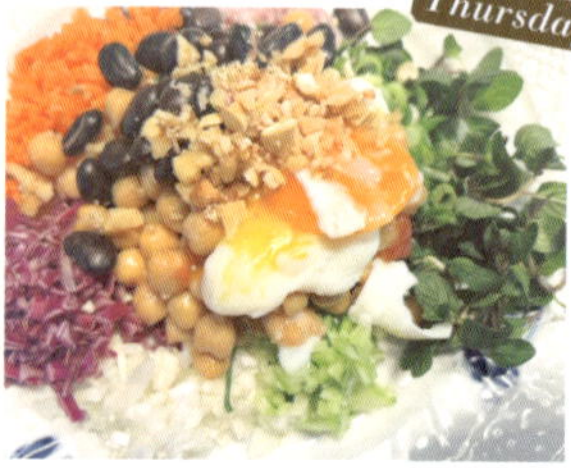

材料・作り方

1 **〈常備菜〉**を器に盛り、蒸しひよこ豆(100g)を混ぜて、温泉卵(1個)を添える。

2 **〈常備菜〉**、**〈ドレッシング〉**、**〈トッピング〉**と和える。

冷蔵庫にあるもので簡単に たんぱく質のアレンジ

肉 少量の湯で肉を蒸しゆでし、野菜やハーブを混ぜるだけ。

魚介類 酒でゆでて臭みをとったり、刺身を削ぎ切りにして入れたり、焼き魚をほぐし入れたり、かつおのたたきを小さく切って混ぜたりと多種多様。

豆腐 水切りをして、パラパラになるまで蒸しゆで。

豆 大豆、黒豆、ひよこ豆などを入れる。

卵 温泉卵にしてソース代わりに。

5 Friday えび

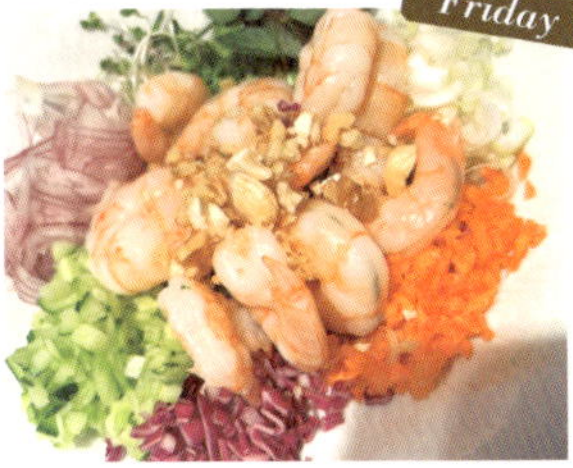

材料・作り方

1 フライパンに、にんにく・生姜各1片（みじん切り）、はさみで切った鷹の爪1本（またはチリパウダー）を入れる。

2 香りがたったら、えび、酒適量を加えて**蒸し焼き**にする。

3 **〈常備菜〉**、**〈ドレッシング〉**、**〈トッピング〉**と和える。

水を用いた調理法は100℃以上にならない

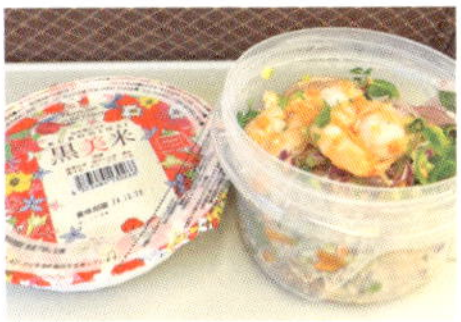

6 Saturday 豆腐・卵

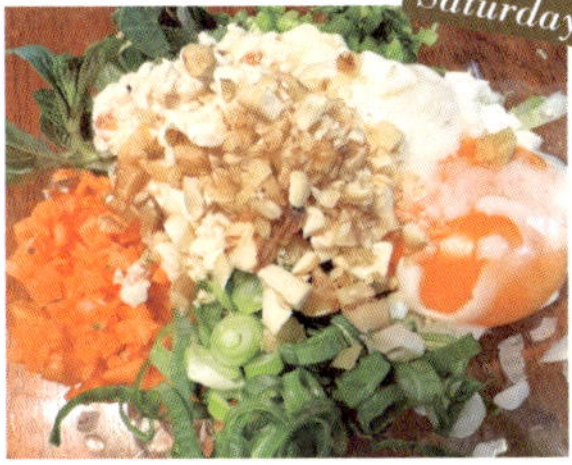

材料・作り方

1 木綿豆腐½丁（水切りをする）を用意する。

2 フライパンに豆腐を手で崩し入れながら加熱して、水けを飛ばす。

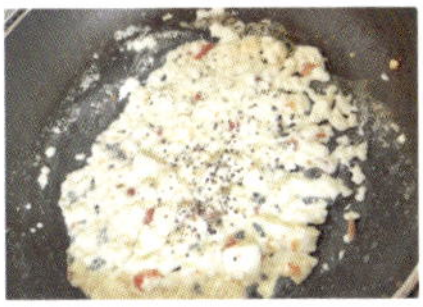

3 にんにく・生姜各1片（みじん切り）、塩・こしょう適量、ナムプラー大さじ1、梅干し（甘くないもの）1粒を入れる。

4 **〈常備菜〉**、**〈ドレッシング〉**、**〈トッピング〉**と和える。

7 Sunday 鶏むね肉ミンチ

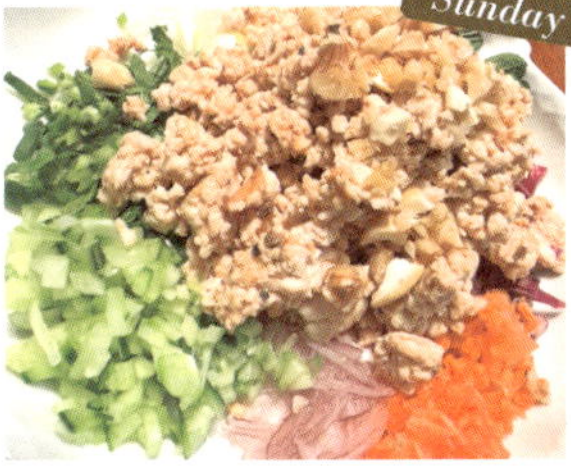

材料・作り方

1 フライパンに、鶏むねひき肉（皮なし）100g、水（酒）30㎖、梅干し（甘くないもの）1粒を加え、蓋をして**蒸し焼き**にする。

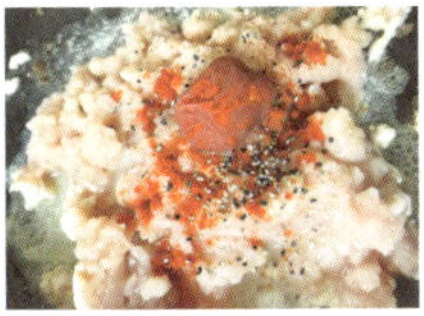

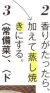

2 はさみで切った鷹の爪1本（またはチリパウダー）を加え、そぼろ状になるまで加熱。

3 ボウルに出して汁けを切る。

4 鶏肉が温かいうちにナンプラー大さじ1、甘酒小さじ1を加えて和える。

5 **〈常備菜〉**、**〈トッピング〉**を混ぜ、ライム果汁大さじ1、粗挽き黒こしょうをかける。

毒だしハーブサラダの食べ方

◉ライムをたっぷり絞って、ごはんと混ぜて「雑穀米サラダ」に。
◉スペアミントや、そのときにあるハーブをプラス。
◉サニーレタスやキャベツに巻いて、手巻きサラダに。

砂糖不使用で作る

栄養丸ごと発酵あんこ

材料・作り方

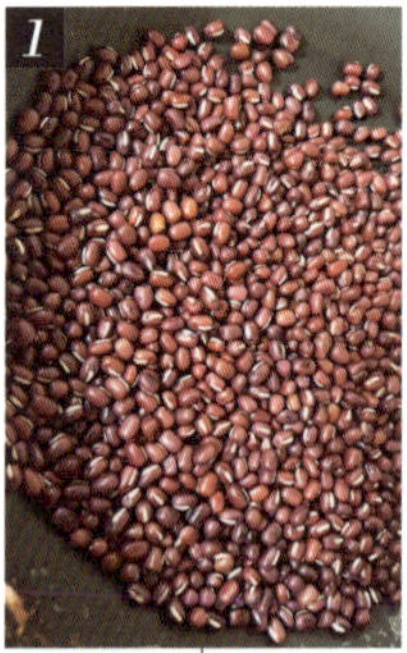

1 小豆100gを2回洗い、水切りする。フライパンで3~5分小豆を中火で煎る。この作業で、アク抜き不要に。

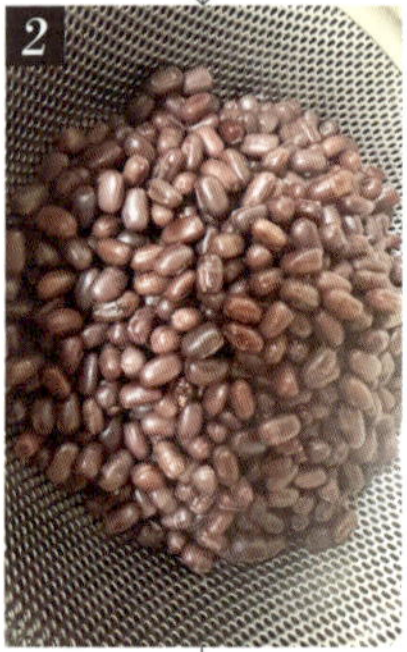

2 小豆の4倍の水（400㎖）を入れて沸騰するまで強火、沸騰したら弱火でコトコト50分ほど煮る（指でつぶれる固さ）。煮汁と小豆を分け、60℃まで冷ます。

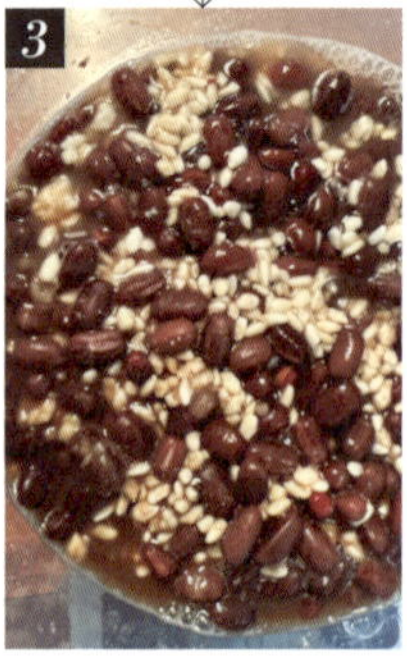

3 小豆と乾燥米麹50~100g（米麹が多いと甘くなる）をよく混ぜる。

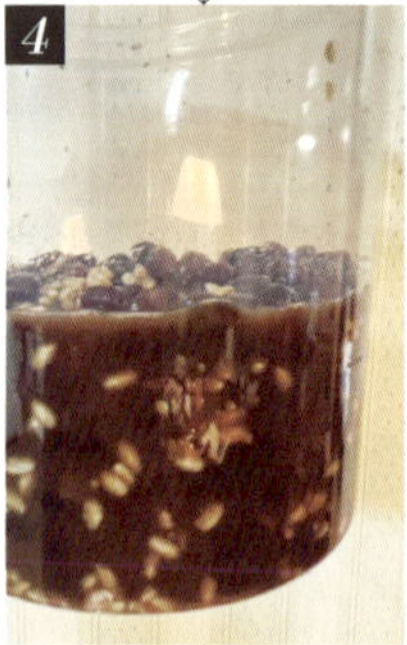

4 煮汁はひたひた位に調節する。

※煮汁が少ない方が活性が良い。煮汁が足りない時は水を足す。

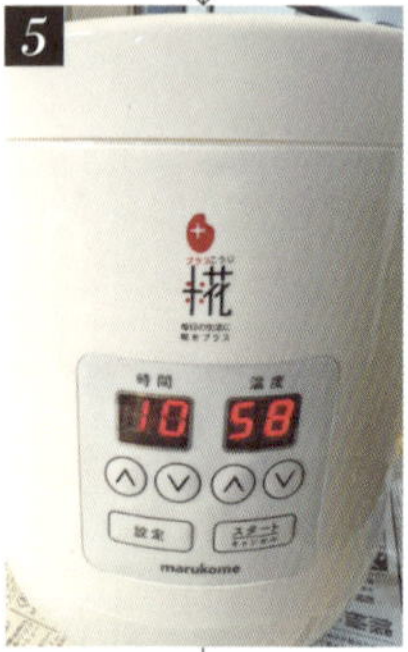

5 ヨーグルトメーカーに入れ、58度・10時間保温設定にする。（炊飯器の保温機能を使う場合は、お釜に小豆と麹を入れて蓋を開けておく）。完成したら塩麹か、塩をひとつまみを加える。

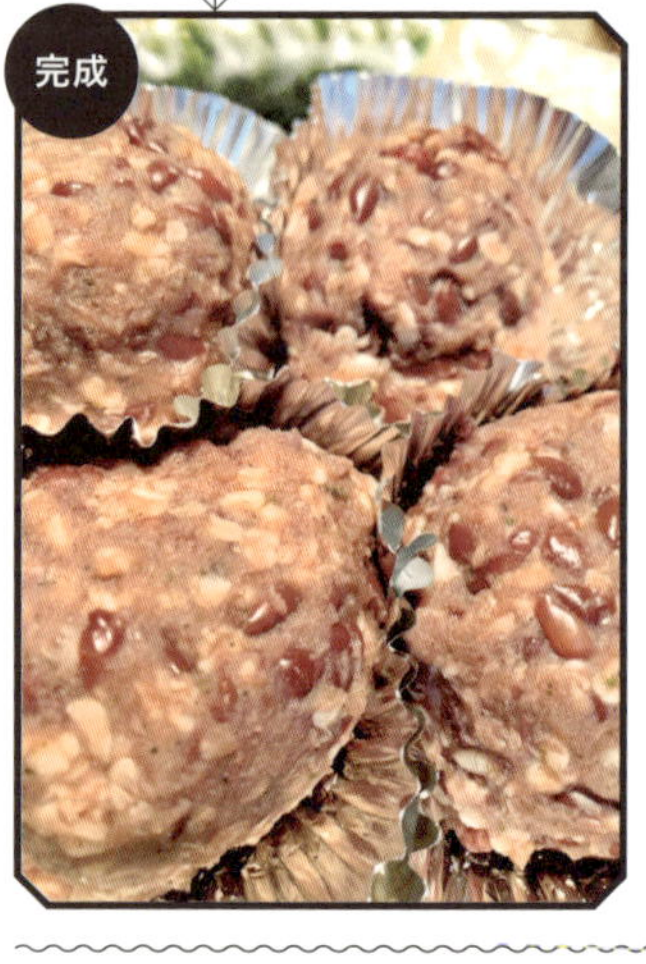

雑穀米真っ黒ごはん（P.22参照）を丸めて、あんこで包めば自家製おはぎに

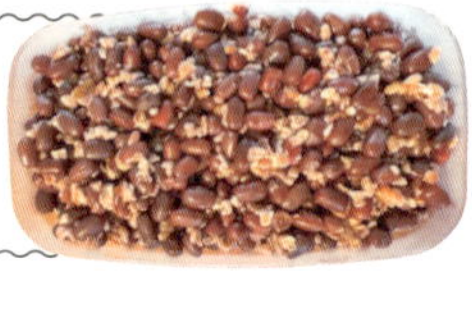

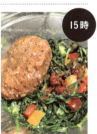

Level 4
waist
53cm
↓
50cm

消化に負担をかけない「生食」が基本

生きた酵素を摂り入れて代謝を促進し、内臓の負担を軽減

食事の取り組み

◉腸内デトックスのため、前日夜から昼食まで16時間固形物を摂らない。

◉消化が早い順に食べる **順番** 果物・種がある野菜→グリーンスムージー（P.34参照）→生野菜→加熱野菜→でんぷん野菜→炭水化物→生のたんぱく質→加熱されたたんぱく質

時間帯別の食べ方

朝

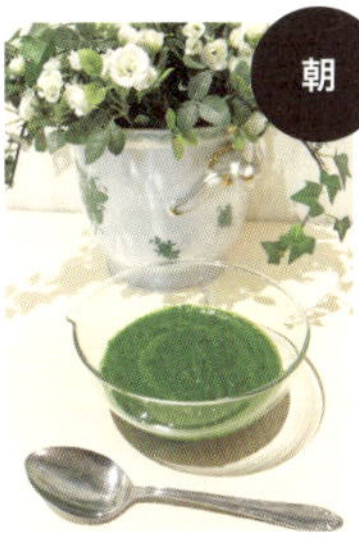

MRP（P.86参照） グリーンスムージー

朝は、『スプーンで食べるグリーンスムージー』（P.34参照）＋MRPで新鮮な野菜を摂る。分解する時間とエネルギーを節約し、体がより早く栄養を受け取れるよう、食材はできるだけ細かくする。

昼12時

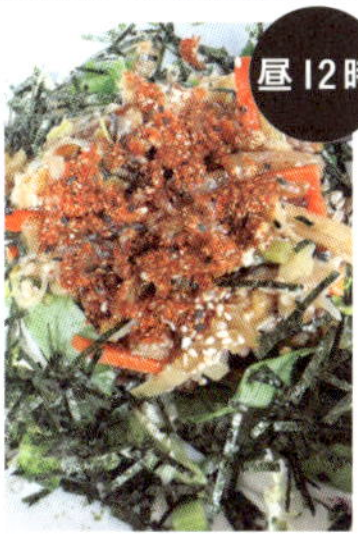

雑穀米＋生野菜サラダ

炭水化物は、生野菜とあわせる。トッピングも野菜のお浸しや煮物、植物性たんぱく質（納豆、冷奴）が基本。

15時

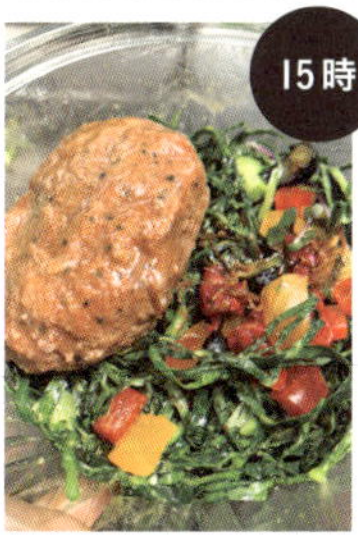

たんぱく質＋生野菜サラダ

たんぱく質も生野菜とあわせる。馬肉ハンバーグを合わせた例。カレーを食べる時もごはんではなく、野菜と合わせる。

20時以降

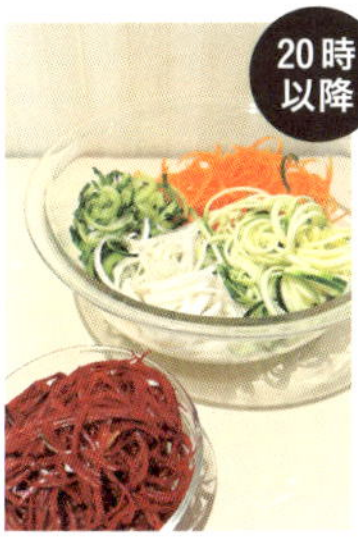

ベジパスタ（P.40参照）

20時以降の食事は消化に負担をかけない野菜、植物性たんぱく質のみ。サラダは生であればなんでもよい。旬の野菜が最も栄養豊富。色は虹色をイメージしてカラフルに盛り付け。

※ MRPとは…たんぱく質、糖質、脂質、ビタミン、ミネラルがバランスよく配合された食品

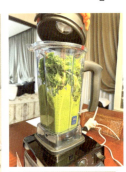

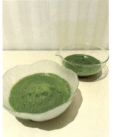

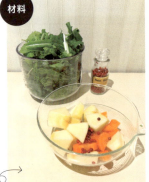

消化スピードを考えた盛り付け

上から食べていく食べ順パーフェクトパフェ

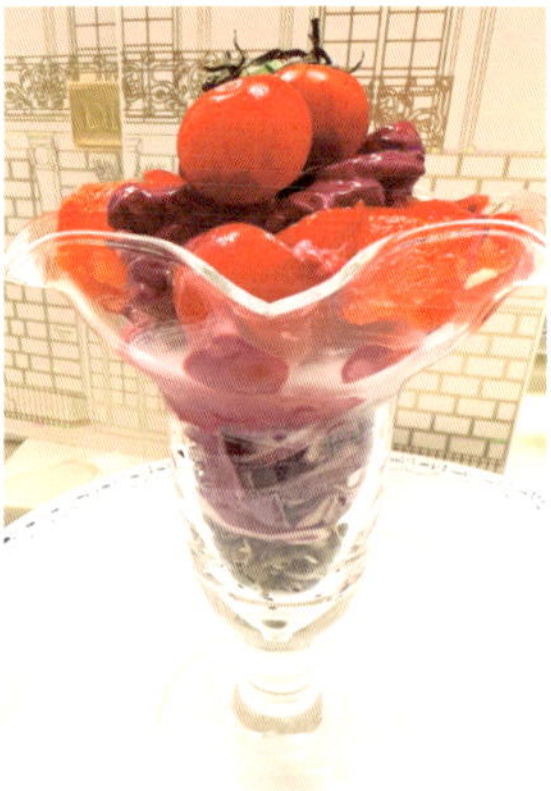

一番消化が早い野菜
トマト、パプリカは上段に

赤紫ベジパフェ

食べる時間
12時以降いつでも

材料
黒豆の水煮…適量
紫キャベツ…適量（細切り）
ビーツソイヨーグルトクリーム（P.33参照）
紫玉ねぎ…1/2個（せん切り）
ミニトマト…2個
赤パプリカ…適量（1㎝角に切る）

消化順の盛り付け

1 1番下に、植物性たんぱく質（黒豆の水煮）を入れる。
2 次に紫キャベツ→ビーツのソイヨーグルトクリーム→紫玉ねぎ→パプリカ、トマトを盛る。
◉豆類→水分量の少ない野菜→水分量の多い野菜の順に盛り付ける

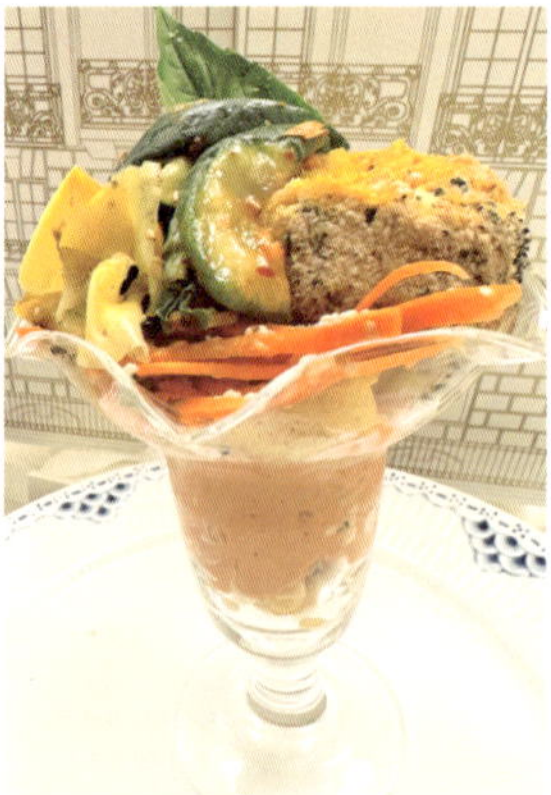

一番消化が早い野菜
かぼちゃ、きゅうり、パプリカは上段に

黄橙ベジパフェ

食べる時間
12時以降いつでも

材料
蒸しかぼちゃ豆腐のごま団子（P.33参照）
きゅうりキムチ（P.33参照）
にんじん醤油麹ラペ（P.33参照）
パプリカフムス（P.45参照）
ズッキーニ…適量（ピーラーで薄切りにする）
黄パプリカ・ひよこ豆水煮・バジル…適量

消化順の盛り付け

1 1番下に、植物性たんぱく質（ひよこ豆水煮）を入れる。
2 次にパプリカのフムス→にんじん醤油麹ラペ→ズッキーニ→きゅうりキムチ、黄パプリカ、蒸しかぼちゃ豆腐のごま団子→バジルの順に盛る。

POINT
◉消化の早いもの→消化の遅いものの順に食べ進む
◉盛り付けは、消化の遅いものから。
◉種がある食材（パプリカ、かぼちゃ、きゅうり、トマト、果物）が最も消化が早いと覚えましょう。

盛り付け図解

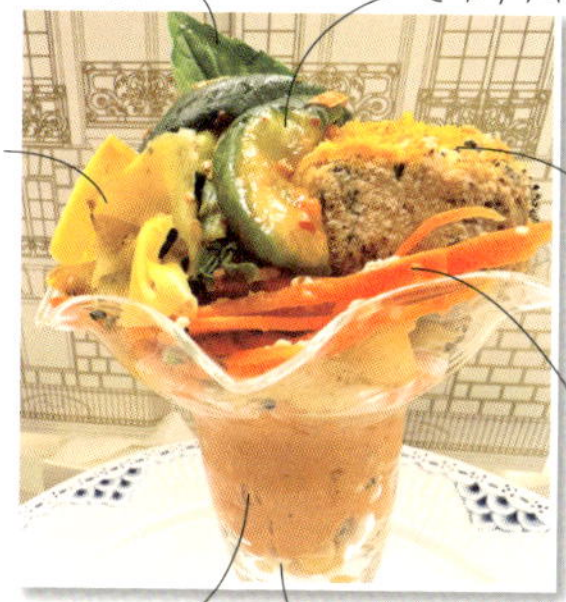

バジル
きゅうりキムチ
ズッキーニ
蒸しかぼちゃ豆腐のごま団子
にんじん醤油麹ラペ
パプリカのフムス
ひよこ豆水煮

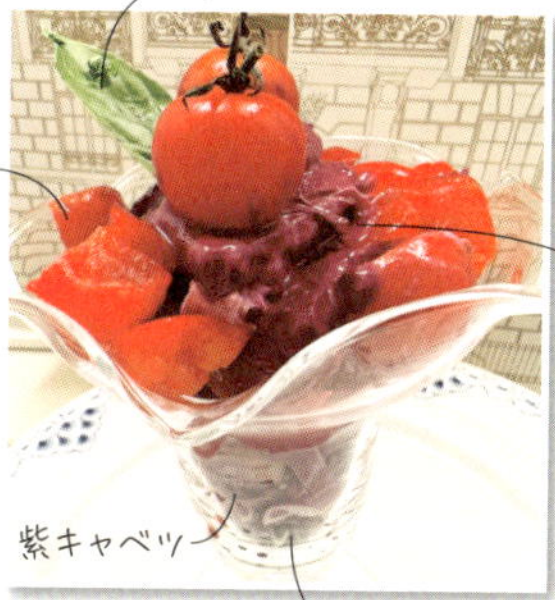

バジル
パプリカ
ビーツソイヨーグルトクリーム
紫キャベツ
黒豆水煮

パーツレシピ

【赤紫パフェ】100％植物性のクリームチーズ

ビーツソイヨーグルトクリーム

材料

豆乳ヨーグルト…適量

A
- ビーツ…適量（みじん切り）
- レモン汁…適量
- 海塩…適量

作り方

1 ドリッパーにコーヒーフィルターをセットし、豆乳ヨーグルトをたっぷり入れ、冷蔵庫へ。

2 1の状態で、水けがなくなるまで3時間ほど水きりする。1日おいたら、しっかりと水きりした状態に。
※水切り時間が、長いと固めの食感に。短ければクリーミーでやわらかな食感に。

3 2にAを混ぜたら完成。

【黄橙パフェ】

蒸しかぼちゃ豆腐のごま団子

材料・作り方

1 かぼちゃ1/4個を蒸して潰す（無農薬の場合は皮ごと）。

2 水切りした木綿豆腐50gを1に加え、さらに潰す。

3 ごま適量とあえて、醤油麹適量を入れ、ごま・きな粉を各適量まぶす。

【黄橙パフェ】

きゅうりキムチ

材料・作り方

きゅうり1本（乱切り）、醤油麹大さじ1（P.48参照）、唐辛子適量、味噌小さじ1/2をジッパー付き保存袋に入れ、振り混ぜてしばらく置く。

【黄橙パフェ】

にんじん醤油麹ラペ

材料・作り方

1 にんじん1本は洗って皮ごとスライサーか包丁で細切りにする。

2 醤油麹（P.48参照）・レモン汁・粒マスタード各小さじ1を加えて和える。

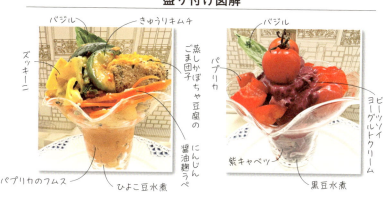

ペースト状のものを噛みながら食べる

スプーンで食べるグリーンスムージー

材料

葉野菜 季節の葉野菜5種類以上…250g

（葉野菜の例）
ケール、ほうれんそう、小松菜、パセリ、水菜、バジル、ミント、大葉　など

にんじん…適量
無農薬りんごなどの果物…適量
無農薬レモン（グレープフルーツ）…適量
水…少々（ミキサーが回る程度）
ピンクペッパー…適量

合わせるもの
〈朝食の場合〉
ＭＲＰ（P.86参照）
〈20時以降〉
絹ごしどうふ…１００g
バナナ…少量

作り方

1 水分の多いものから順にミキサーにかける（豆腐・果物→にんじん→葉野菜→ＭＲＰ）。

〈20時以降〉
味付けをしたい場合はごま、海塩や醤油麹（P.48参照）をかけてもよい。

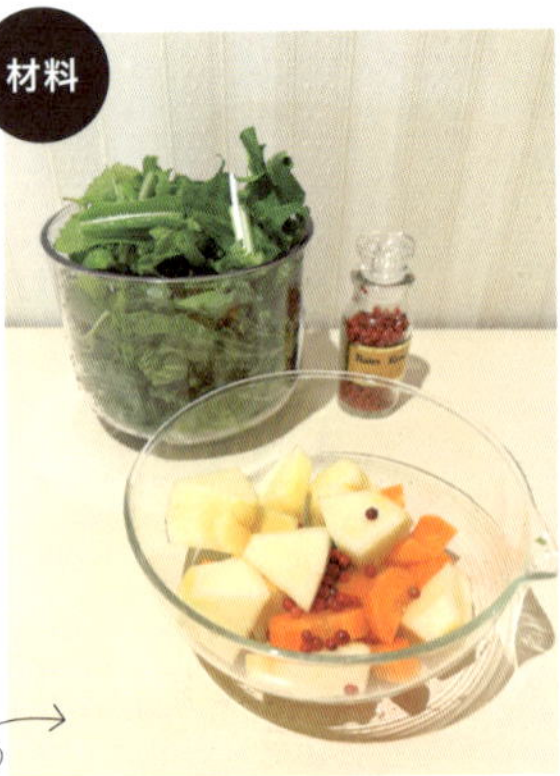

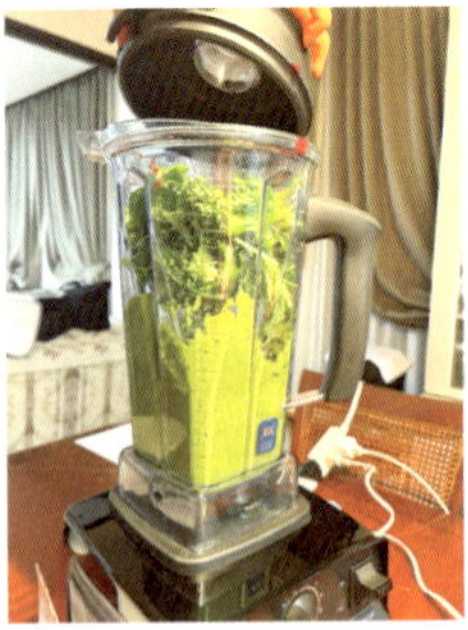

りんごをグレープフルーツに替えてもおいしい

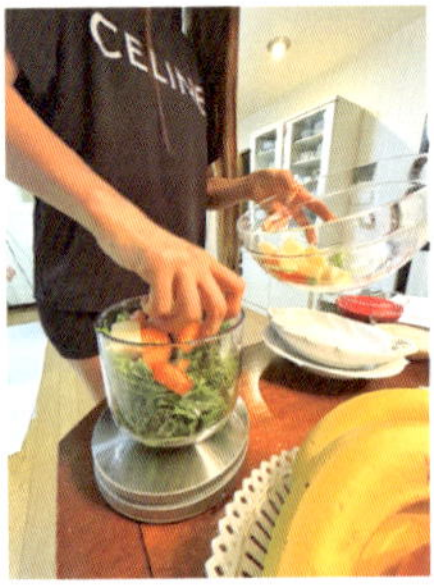

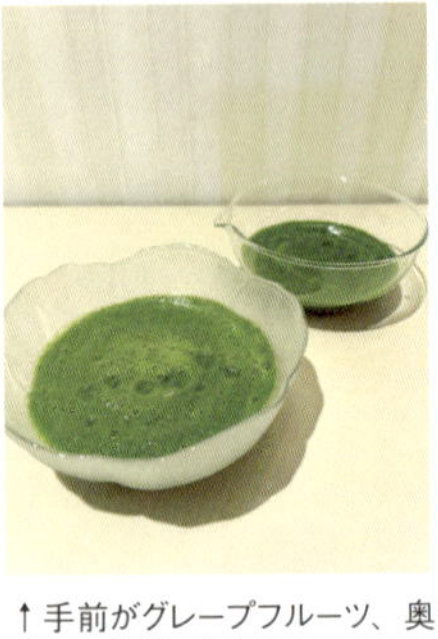

↑手前がグレープフルーツ、奥がりんごを使ったもの

食べる時間
いつでも

MEMO
グリーン野菜は固定せず、出来る限り多くの種類を日々代わる代わる摂取するのが好ましい。毎日違う種類の緑野菜をローテンションすることによって、それぞれの野菜から必須アミノ酸を摂取。

サワークリーム無しでもおいしい!

簡単すぎる生ボルシチ

食べる時間
いつでも

材料(1〜2人分)

ビーツ・にんじん・セロリ・赤パプリカ・赤玉ねぎ…(各ざく切り)合計2カップ
にんにく…1片
絹ごし豆腐…½丁
レモン汁・醤油麹(P.48参照)…各大さじ1
梅干し(種を除く)…1個
粗挽き黒こしょう…少々

作り方

1 材料をミキサーに入れ、撹拌する。ミキサーが回りにくい場合は、少し水(または豆乳)を足す。a

2 味見をして、醤油麹、粗挽き黒こしょうで味を調える。

3 器に盛り、赤パプリカ(ざく切り)少量、パセリ(みじん切り)50g、豆腐サワークリーム(下段参照)適量をのせる。b

材料

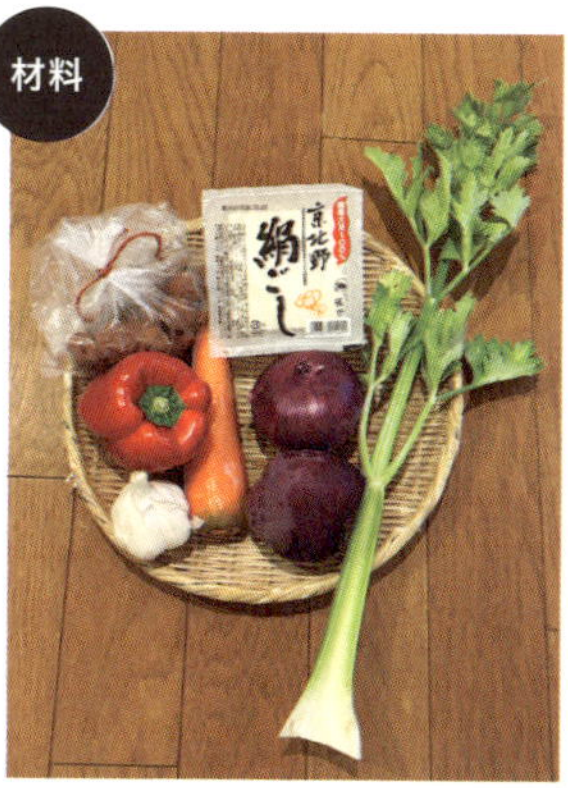

a

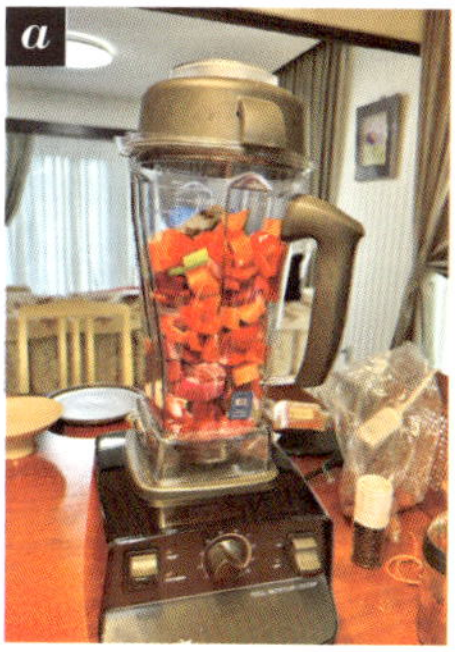

b

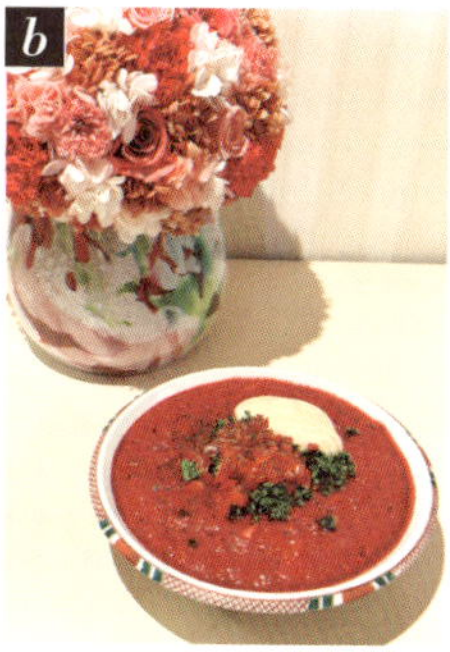

野菜のディップや、ドレッシングにもなる

豆腐サワークリーム

食べる時間
いつでも

材料・作り方

1 絹ごし豆腐½丁、レモン汁大さじ1、豆乳ヨーグルト大さじ1、醤油麹少々(P.48参照)、カイエンペッパー少々をフードプロセッサーに入れる。

2 撹拌し、なめらかなピューレ状になったら完成。

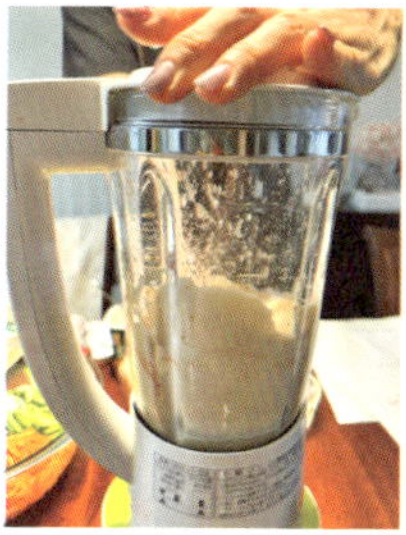

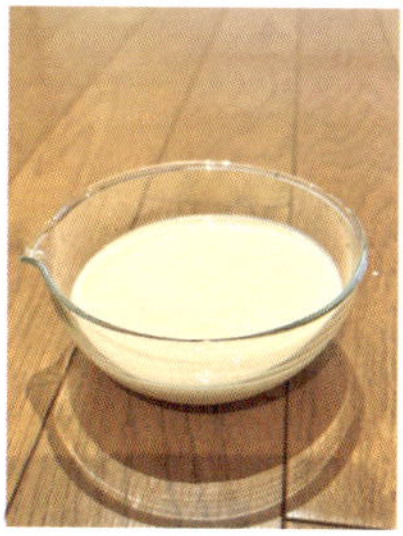

アレンジ

・マスタードを加えても美味しいコクと酸味がプラスされます。
・黒ごまペーストを加えると和風ペーストになります。
・みじん切りにした玉ねぎを加えてタルタルソース風に。

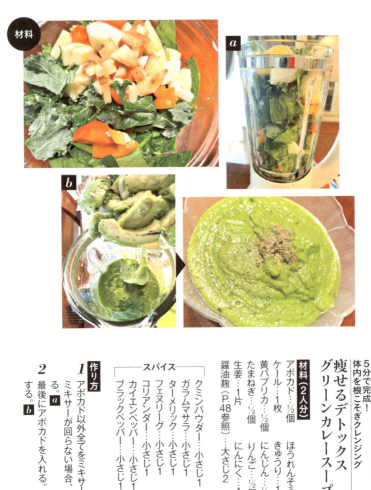

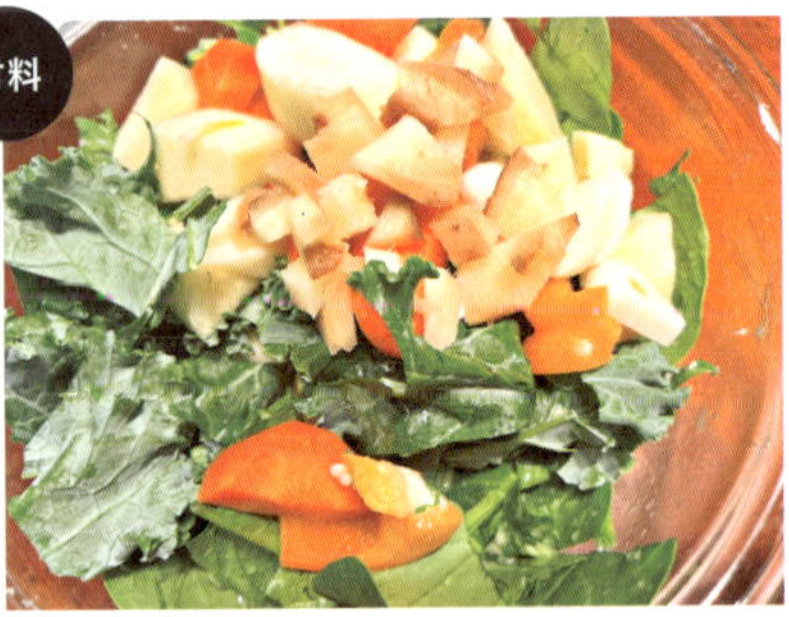

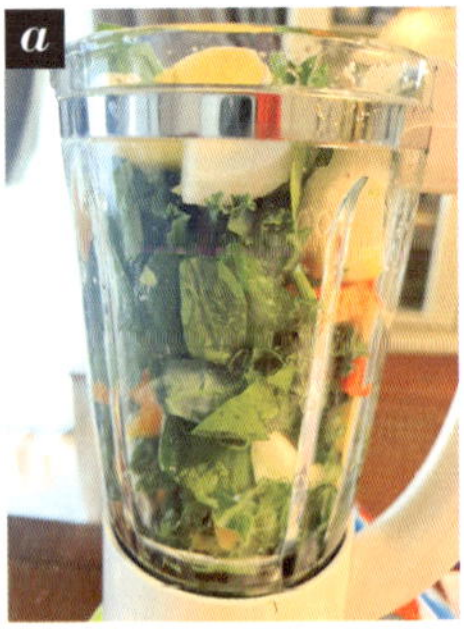

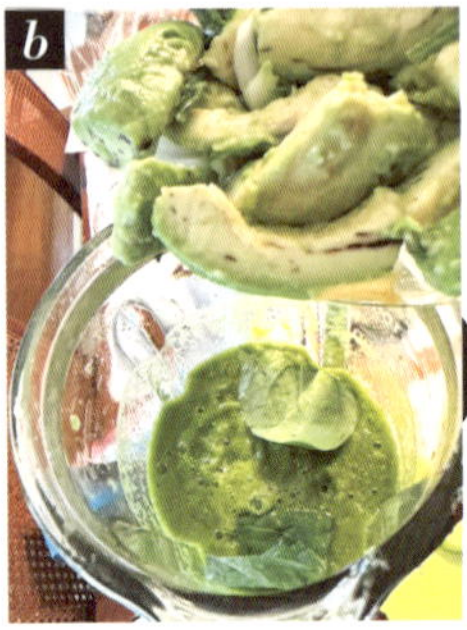

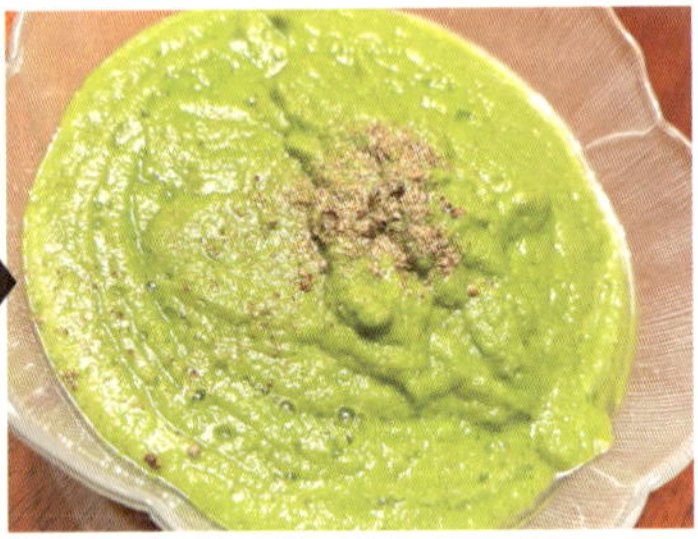

5分で完成！
体内を根こそぎクレンジング

痩せるデトックス グリーンカレースープ

食べる時間
20時以降

材料（2人分）

アボカド…½個
ほうれんそう…ひと束
ケール…1枚
きゅうり…1本
黄パプリカ…½個
にんじん…½本
たまねぎ…½個
りんご…½個
生姜…1片
にんにく…1片
醤油麹（P.48参照）…大さじ2

スパイス

クミンパウダー…小さじ1
ガラムマサラ…小さじ1
ターメリック…小さじ1
フェヌリーグ…小さじ1
コリアンダー…小さじ1
カイエンペッパー…小さじ1
ブラックペッパー…小さじ1

作り方

1 アボカド以外全てをミキサーにかける。ミキサーが回らない場合、水を適量入れる。a

2 最後にアボカドを入れる。味を見て調節する。b

MEMO

生野菜×発酵×スパイスは内臓に負担をかけず、腸内環境、血流改善でもできる最強のレシピです。

夜中お腹空いたときに食べるのはコレ

濃厚トロふわ冷製豆腐味噌汁

食べる時間
12時以降いつでも

材料（2〜3人分）

A
絹ごし豆腐（水切り不要）…1丁
醤油麹（P.48参照）（または味噌）…大さじ1
湯葉（または豆乳）…適量

薬味
長ねぎ（小口切り）…好きなだけ
大葉（みじん切り）…好きなだけ
生姜（せん切り）…好きなだけ
みょうが…好きなだけ　黒きくらげ…3個
干ししいたけ（水で戻してせん切り）…3個
天日干し切り干し大根（水で戻してざく切り）…好きなだけ
糸昆布…好きなだけ
すりごま…適量

〈調味料〉
七味唐辛子…適量　黒こしょう…適量
醤油麹（P.48参照）（または味噌）…小さじ1

作り方

1 Aをミキサーに入れ、なめらかになるまで攪拌する。
2 器に盛り、薬味をたっぷりのせ、調味料を好みでかけ、最後に醤油麹を垂らす。a

材料

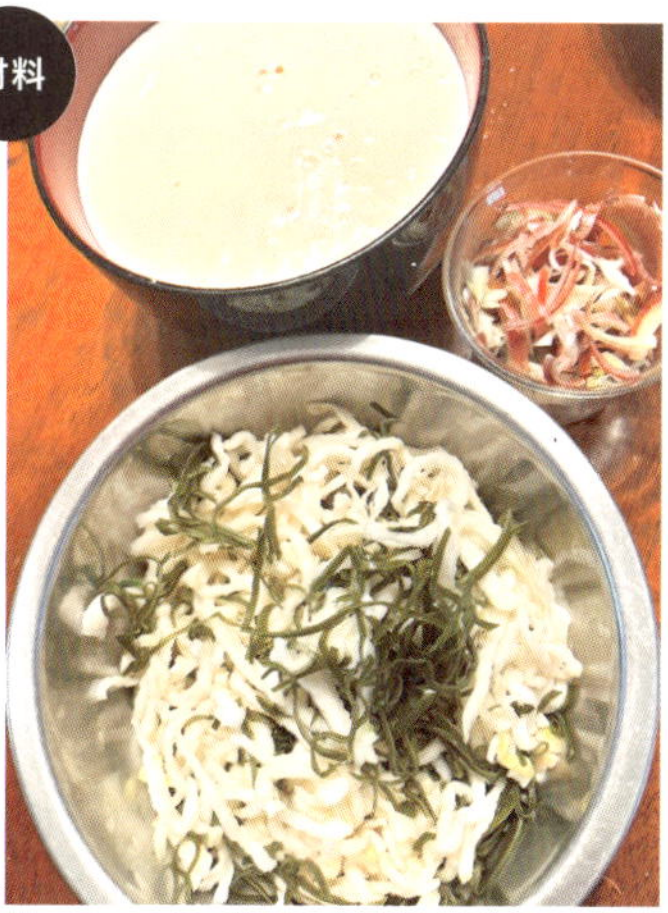

a

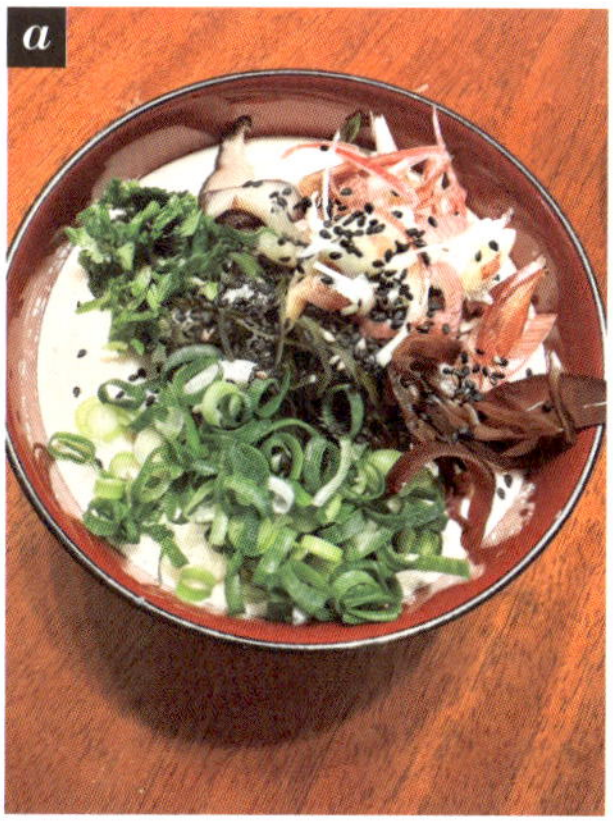

MEMO
夫が大絶賛するメニューがこれ！
『辻豆腐』さんの、絹ごし豆腐、
湯葉を1パックずつ私は使います。絶品です！
URL https://www.tsuji-tofu.co.jp

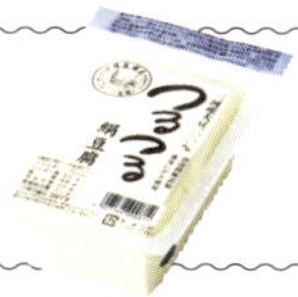

醤油麹の旨みだれで、想像を超える美味しさと満足感

サラダ海苔巻き

食べる時間
12時以降いつでも

材料

お好みの野菜（食べやすい大きさに切る）…適量
（※にんじん、パプリカ、きゅうり、ブロッコリースプラウトを使用）

野菜類
アボカド…1/2個　黒きくらげ（水で戻してせん切り）…1枚
大葉…1枚　長ねぎ（細切り）…3cm長さ程度
サニーレタス…3枚　ブロッコリースプラウト…適量

海苔…3帖
雑穀米真っ黒ごはん（P.22参照）…120g
※『黒美米』（P.106参照）1パックでもOK

作り方

〈野菜のみ〉
1 ラップを広げて海苔を置き→サニーレタス、大葉→1/3の所まで野菜類をのせ、ブロッコリースプラウトをごはんに見立て、巻き寿司風に巻く。

〈ごはん入り〉
1 ラップを広げて海苔を置き→サニーレタス、大葉→3/1の所まで野菜類、ごはんを乗せ、巻き寿司風に巻く。a
2 巻き終わり部分にはサラダ海苔巻きのたれ（P.38参照）を塗り、海苔巻きのように、くるくる巻く。b
3 ラップごと切る。c

a
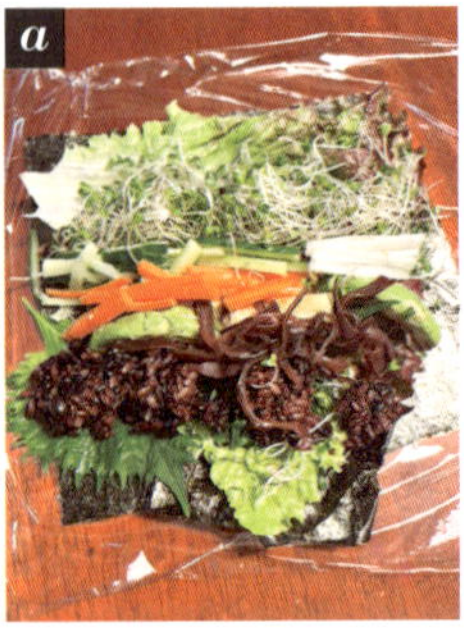
b
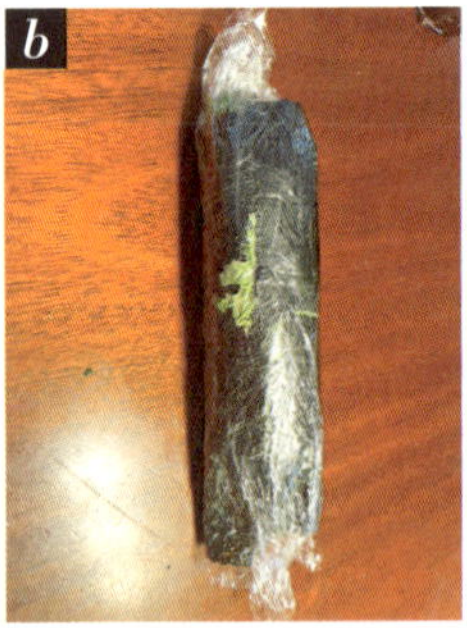
c
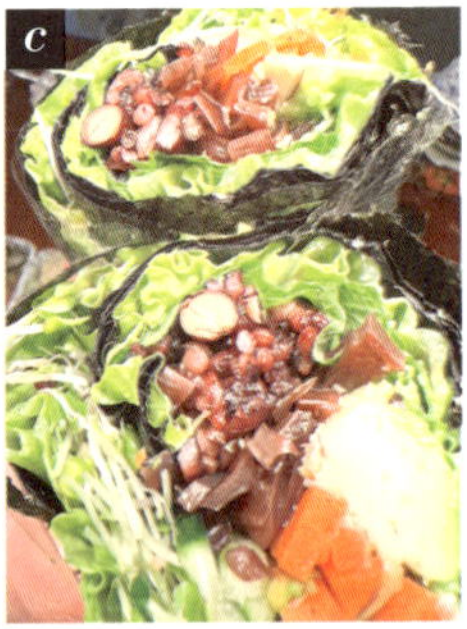

生姜もねぎも食感が残る切り方がおいしい

サラダ海苔巻きのたれ

材料・作り方

1 醤油麹（P.48参照）大さじ1弱、生姜・にんにく（各すりおろし）適量、長ねぎ（みじん切り）適量、七味唐辛子・黒ごま各適量を練り合わせる。

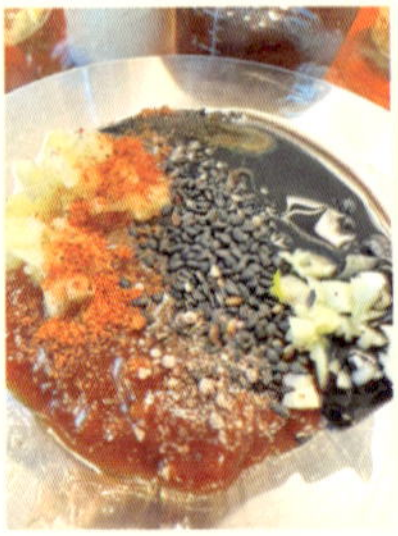
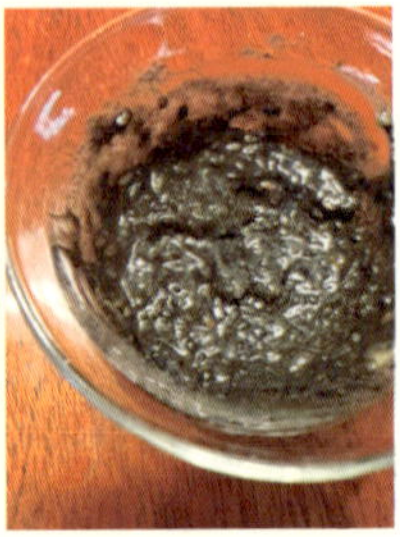

切干大根には脂肪分・老廃物の排出効果が

切り干し大根ベジボウル

材料（2～3人分）

天日干し切り干し大根…30g　糸昆布…適量

具材

にんじん（細切り）…適量
黒きくらげ（水で戻してせん切り）…適量
干ししいたけ（水で戻してせん切り）…適量
長ねぎ（小口切り）…5㎝長さ
大葉（ちぎる）…2枚　黒ごま…適量

サニーレタス…1枚
雑穀米真っ黒ごはん（P.22参照）…120g
※『黒美米』（P.106参照）1パックでもOK

たれ

切り干し大根の戻し汁…大さじ1
醤油麹（P.48参照）…大さじ1　七味唐辛子…適量
黒こしょう…各適量　梅干し（種を除く）…1粒

〈トッピング〉

刻み海苔…適量　ねぎ（小口切り）…適量

食べる時間
12時以降いつでも

作り方

1 切り干し大根は水で戻し、水けを絞る。
2 1を5㎝程度の長さに切り、糸昆布と混ぜる。
3 〈たれ〉材料を加えてよく混ぜ合わせる
4 器に「雑穀米真っ黒ごはん」→サニーレタス→〈具材〉の順に盛りつける。a
5 〈たれ〉を混ぜ合わせてかけ、〈トッピング〉をのせる。b

a
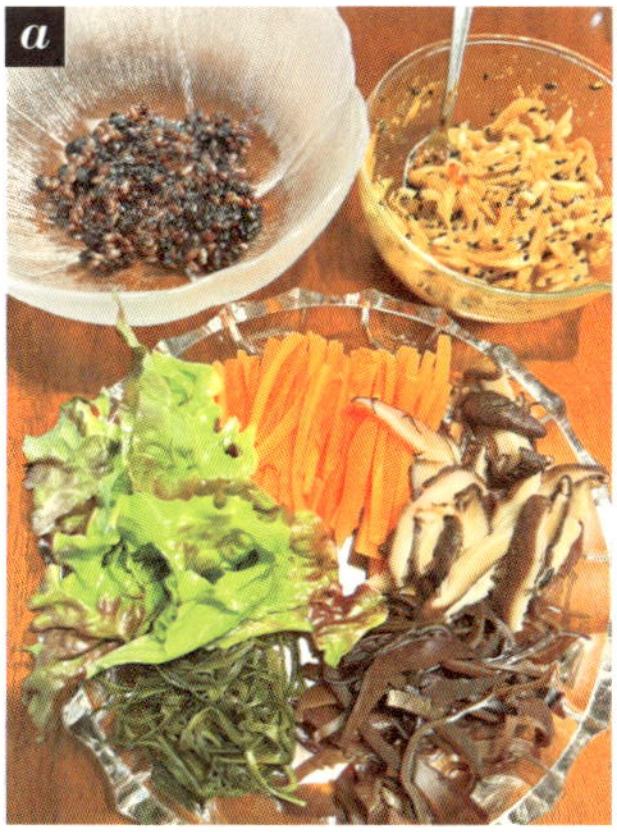

b
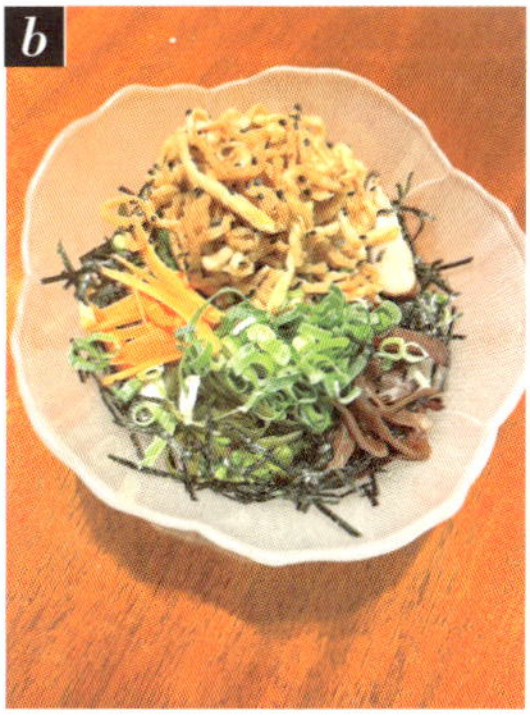

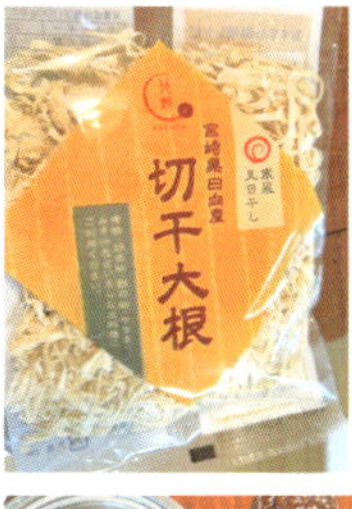

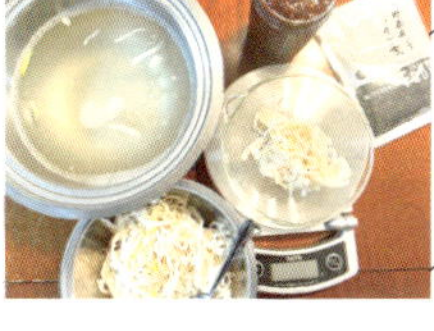

切り干し大根

●蒸してない切り干し大根を選ぶ。天日干しで水分を抜くことで、甘みや旨みが凝縮する。

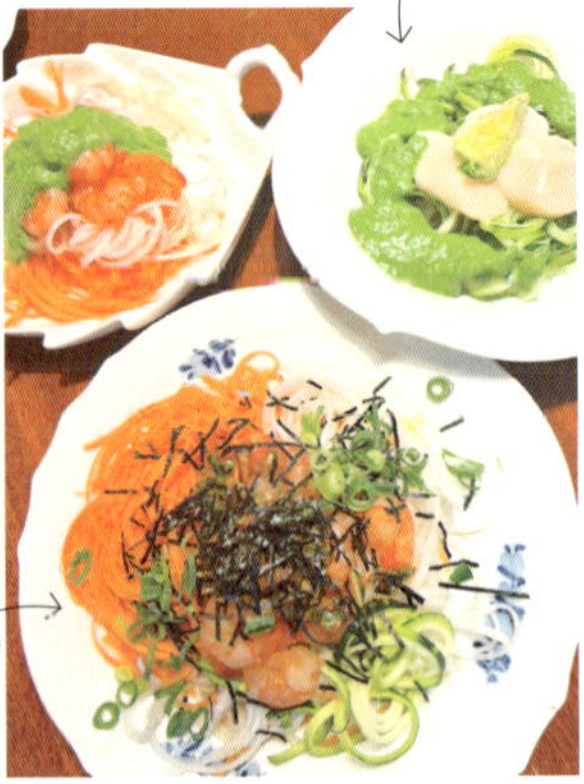
生バジルソース
デトックス和ソース

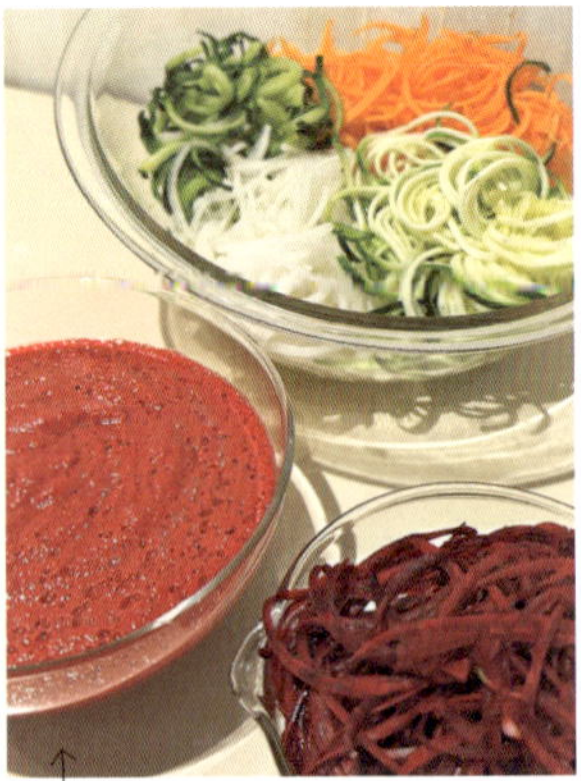
赤いアボカドクリーム

無農薬野菜の場合は皮ごと使う

5種類のベジパスタ

食べる時間
12時以降いつでも

材料・作り方

1 好みの野菜（ズッキーニ1本、大根1/4本、にんじん1本、きゅうり1本、ビーツ1個）をベジタブルカッターや、スライサーで麺状にカットする。a

2 器に好みのベジパスタを盛り、好みのソースやトッピング（えび、帆立、刺身用白身魚、海苔など）と共に食べる。b

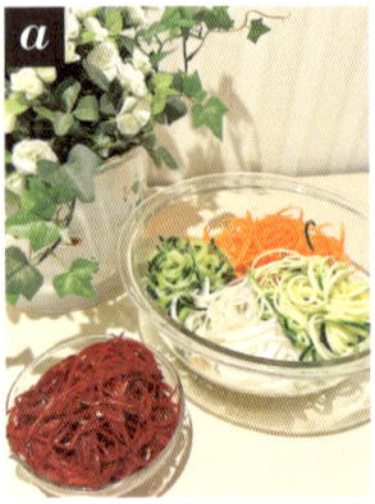
a

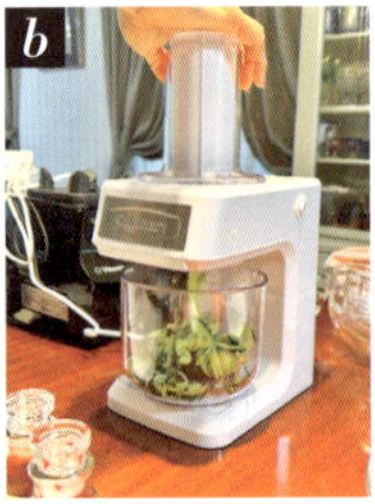
b

赤いベジパスタソース

赤いアボカドクリーム

食べる時間
12時以降いつでも

材料・作り方

1 アボカド1/4個、絹ごし豆腐1個、ビーツ・赤パプリカ・紫玉ねぎ各1/2個、にんにく1片、レモン汁・醤油麹（P.48参照）各大さじ1、黒こしょう小さじ1をミキサーに入れて攪拌し、ペースト状にする。a

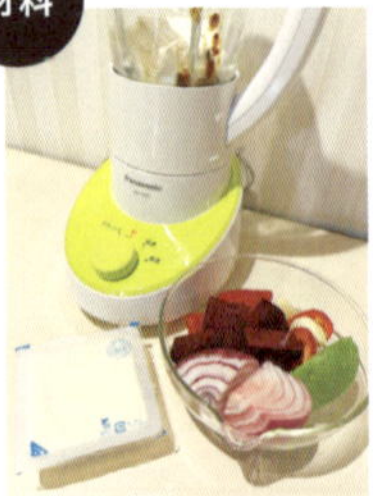
材料

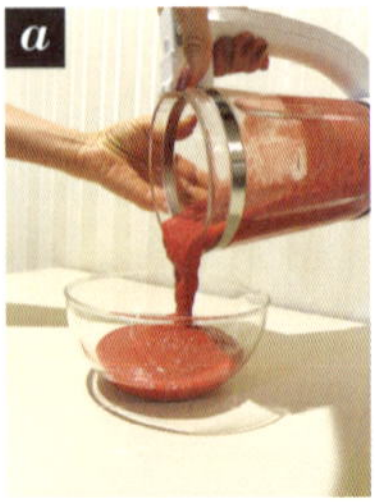
a

切り干し大根は洗うだけ 豆腐の水分で戻す

赤い豆腐のクリームソース

食べる時間
12時以降いつでも

材料・作り方

1 絹ごし豆腐（水切り不要）100g、醤油麹大さじ1（P.48参照）、にんにく1片、野菜（赤玉ねぎ、トマト、赤パプリカ）各適量、天日干し切り干し大根（洗うだけ）適量、レモン汁適量、スパイス（カイエンペッパー、チリパウダー、黒こしょう）各適量を用意する。

2 ミキサーに入れて撹拌し、ペースト状にする。

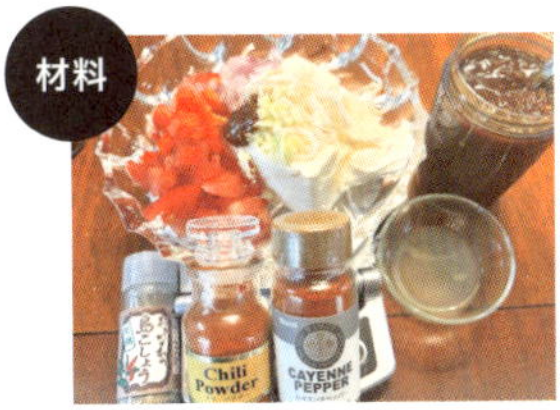

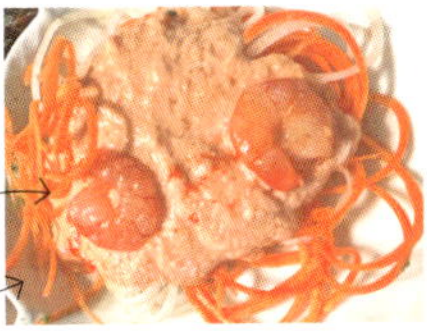

＋えび
にんじん＋大根

まるでジェノベーゼパスタ

デトックス！生バジルソース

食べる時間
12時以降いつでも

材料・作り方

1 フレッシュバジル20g、レモン果汁小さじ2、醤油麹大さじ1（P.48参照）、ほうれんそう40g、豆乳ヨーグルト少々、にんにく小さじ2、クミン小さじ1、黒こしょう少々、ごま適量を用意する。

2 ミキサーに入れて撹拌し、ペースト状にする。

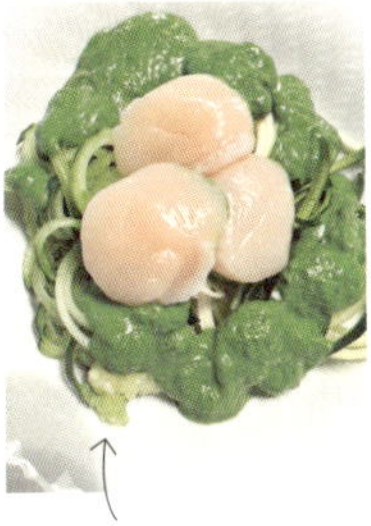

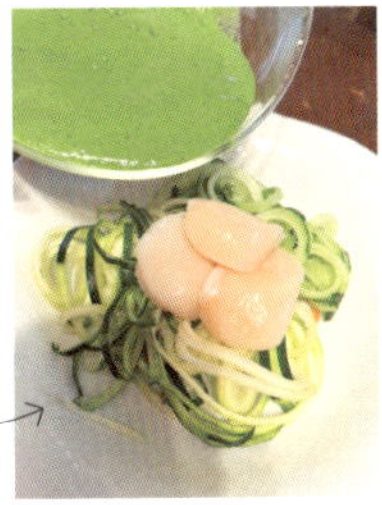

＋帆立
ズッキーニ＋大根

刻み海苔を乗せると旨みがアップする

デトックス和ソース

食べる時間
12時以降いつでも

材料・作り方

1 大葉（みじん切り）5枚、にんにく（すりおろし）適量、生姜（みじん切り）適量、梅干し（種を除く）1個、醤油麹大さじ1（P.48参照）、ねぎ（小口切り）適量、黒ごま適量を用意する。

2 *1*をボウルで和える。*a*

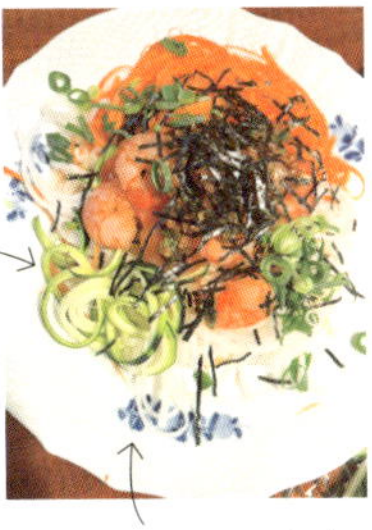

ズッキーニ＋大根
＋えび＋海苔

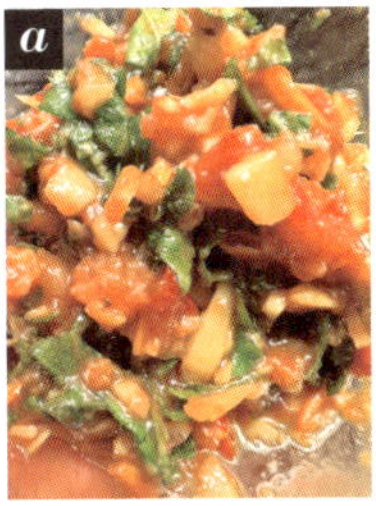

酵素が働く生の塩麹を使用する

きゅうりで食べる棒棒鶏

食べる時間
12時以降いつでも

材料

鶏むね肉…1枚
生の塩麹…大さじ1
ねぎ（せん切り）…適量
きゅうり（せん切り）…2本

作り方

1 鶏むね肉に数ヵ所フォークを刺してから、ジッパー付き保存袋に入れ、塩麹を加えて揉み込み、2～4日冷蔵庫で寝かせる。
※日数が経つほど肉・魚が柔らかくなる。

2 1を冷蔵庫から出し、常温に戻して袋の空気をしっかり抜いて密閉する。

3 鍋に湯を沸かし、2を袋ごと入れる。再沸騰したら蓋をして、火を止めて20分放置。
※鶏むね肉が湯から出ないように、たっぷりの湯を用意する。

4 鶏むね肉を取り出し、ラップに包む。粗熱がとれたらスライスする。

5 器にねぎ、きゅうりと共に盛り、旨味香味簡単だれをかける。

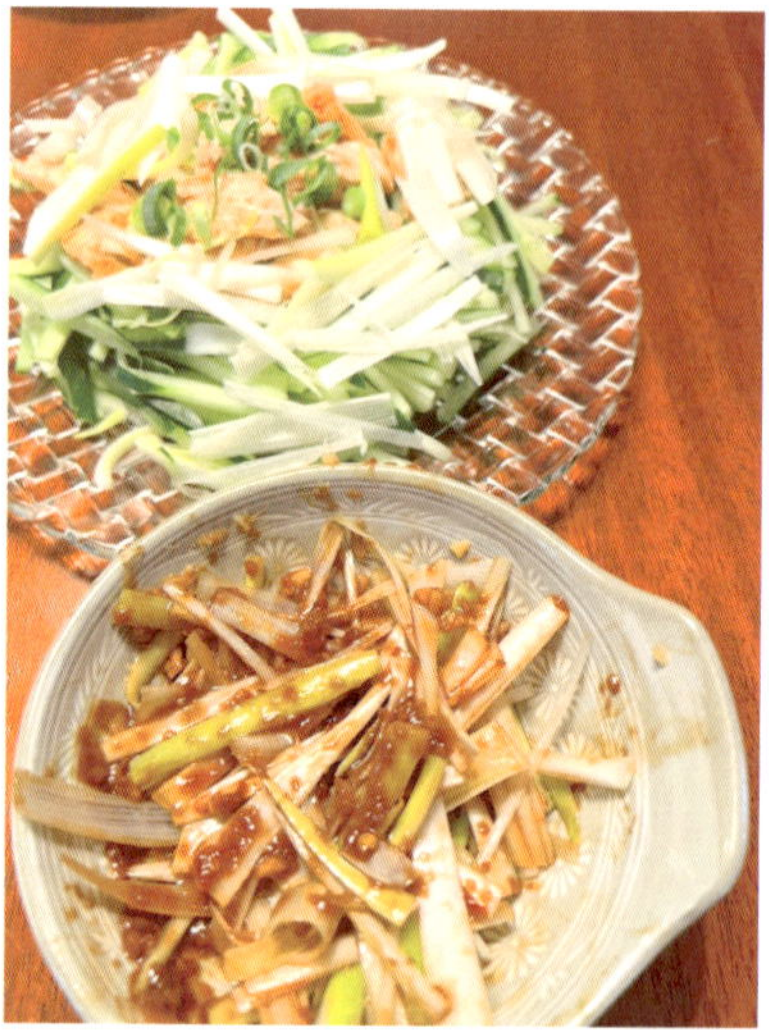

ねぎをたっぷり食べる
痩せる！ 万能ソース

旨辛香味簡単だれ

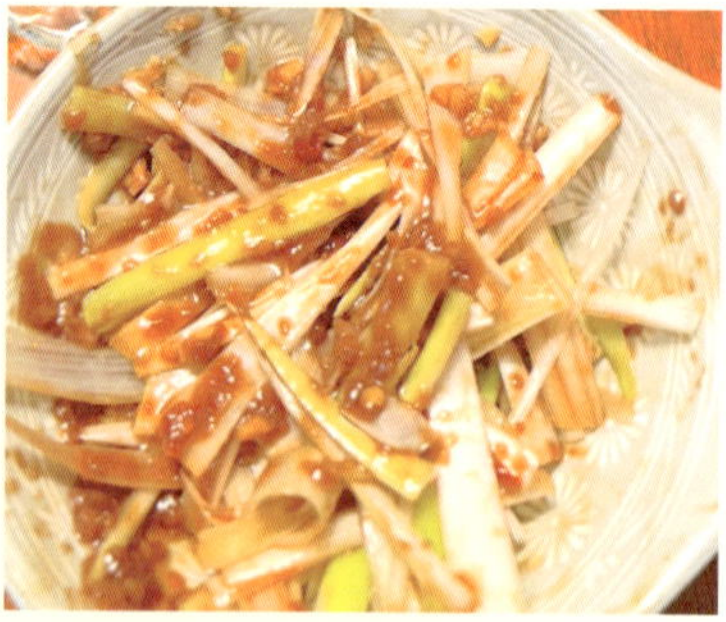

材料・作り方

1 醤油麹（P.48参照）100㎖、生姜1片（みじん切り）、にんにく1片（すりおろし）、長ねぎ½本（細切り）を混ぜるだけ。
※私は七味唐辛子をかけてピリ辛にします。

相性が良いもの

冷ややっこ、野菜炒めのたれなど。

使用量目安

食材の10%くらいが目安。鶏肉1枚なら、大さじ1程度。

鶏肉、豆腐、白身魚など何にでも合う

野菜たっぷり万能だれ

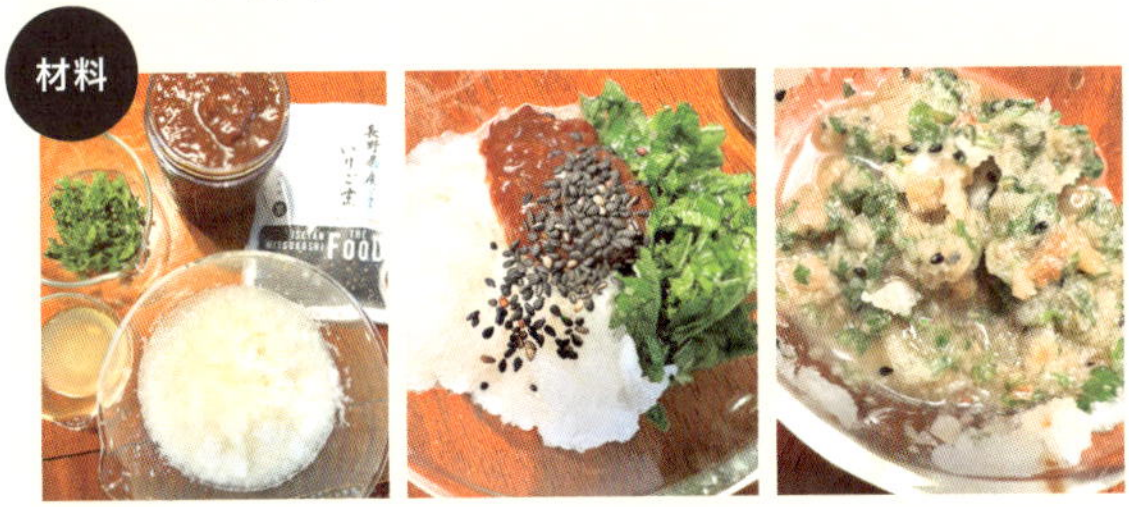

大根おろしだれ

材料

大根おろし…¼本分
大葉（みじん切り）…6枚
黒ごま…適量
レモン果汁（または梅酢）…小さじ1
醤油麹（P.48参照）…大さじ2
粗挽き黒こしょう…適量
梅干し（種を除く）…1個

作り方

1 大根おろしに全ての材料を混ぜるだけ。

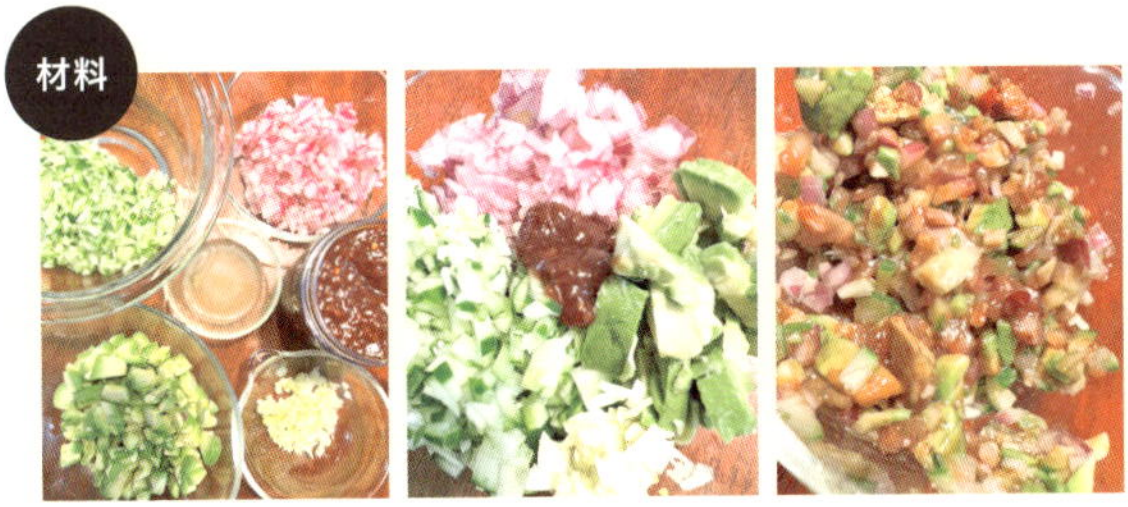

きゅうりだれ

材料

きゅうり（みじん切り）…1本
赤玉ねぎ（みじん切り）…適量
アボカド（みじん切り）…¼個
レモン果汁…小さじ1
にんにく（すりおろし）…適量
生姜（みじん切り）…適量
醤油麹（P.48参照）…大さじ1
梅干し（種を除く）…1個
バジル（刻む）…お好みで

作り方

1 ボウルに全ての材料を入れて混ぜる。好みでバジルを入れても良い。

材料

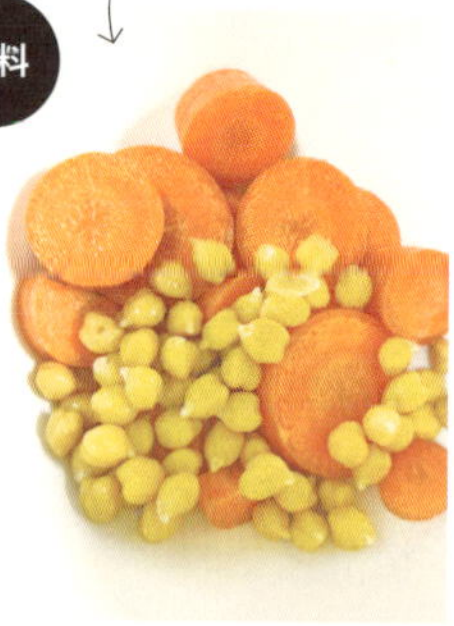

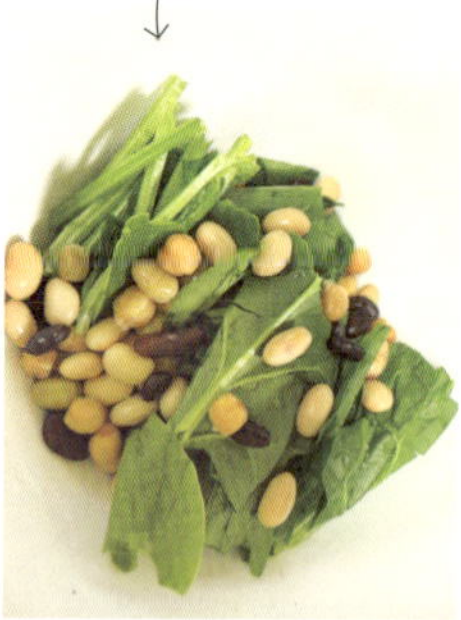

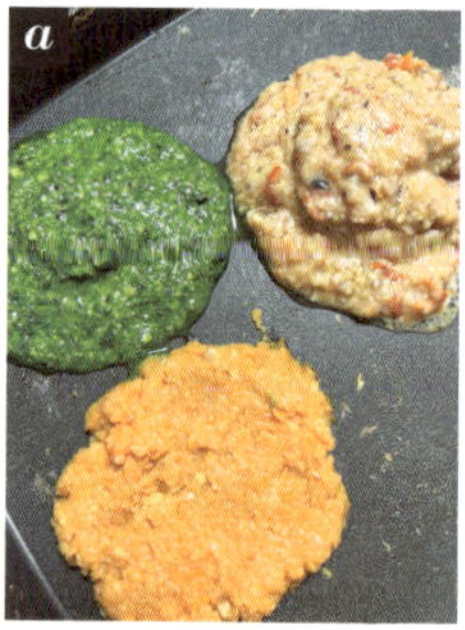

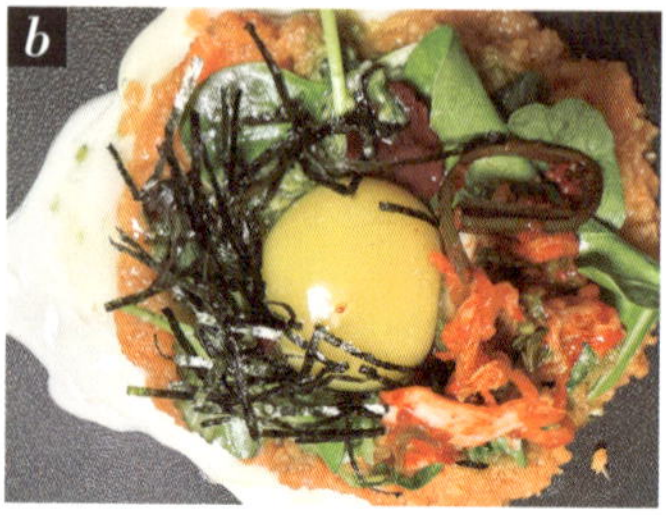

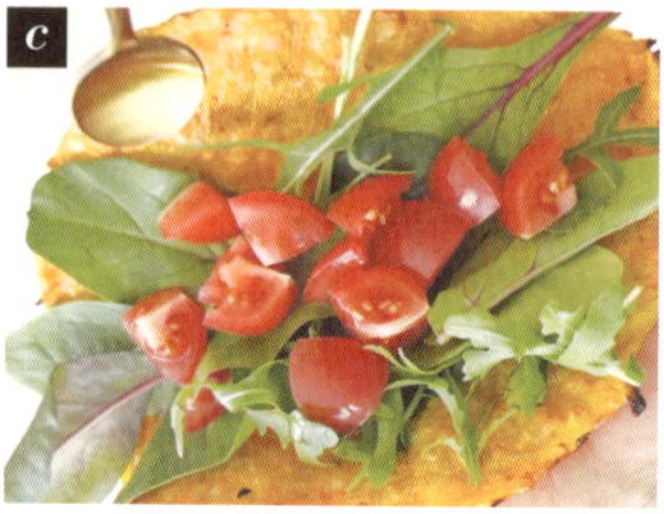

生地だけ作り置きして冷凍しておけば
忙しい日もすぐごはんが食べられる

痩せるベビーリーフお好み焼き

材料

〈生地はお好みで〉

4種の生地
- にんじん1本＋蒸しひよこ豆…1袋
- ほうれんそう…100g＋ミックスビーンズ…1袋
- プチトマト…1パック（9個）＋蒸しひよこ豆…1袋
- 豆の水煮1袋（100g）

〈共通〉 水…10mℓ　塩…少々

〈お好みでトッピング〉
卵…1個　ベビーリーフ…適量　アボカド…適量

〈味付け〉 刻み海苔、キムチ又は醤油麹

作り方

1 生地材料をフードプロセッサーで攪拌する。
2 1をフライパンに丸くしき、上にベビーリーフ、卵、キムチをのせる。
3 フライパンで蒸し焼きする（焼くのは片面のみ）。白身が白く変わったら、食べ頃。a
4 刻み海苔、キムチを乗せて食べる。b

食べ方

クレープ生地感覚でサラダを包んだり、豆腐ティラミスを巻いたりお好みでどうぞ。c

食べる時間
12時以降いつでも

生地の冷凍保存方法

ラップにつつんで。密閉保存袋や容器に入れて冷凍。
※水分が多い生地は冷凍に向かないので、にんじんがおすすめ。トマトは冷凍に不向きです。

1袋85g入り

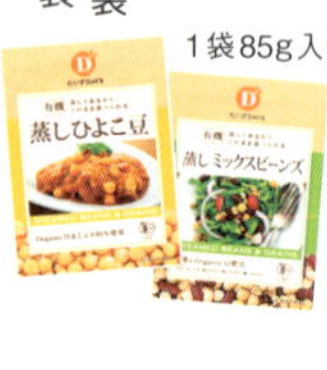

黄フムス、緑フムス、黒フムス

フムスのサラダボウル

食べる時間
いつでも

材料

作りたい色に合わせて材料を選ぶ

4色のフムス

〈黄フムス〉テンペ（またはひよこ豆水煮）…100g
〈緑フムス〉蒸し枝豆…100g
〈黒フムス〉蒸し黒豆…100g
〈パプリカフムス〉ひよこ豆水煮または蒸し枝豆100gにパプリカ1/4〜1/2個を入れる（P.32黄橙パフェで使用）

A

亜麻仁種（またはすりごま）…大さじ1
クミン・ターメリック・粗挽き黒こしょう…各小さじ1
ライム（またはレモン汁）…小さじ1
にんにく・生姜…各1片
豆乳ヨーグルト…大さじ2
梅干し…種を除いて1個
醤油麹（P.48参照）…大さじ1

作り方 ※4色全て同じ

1 全ての材料をフードプロセッサーに入れ、ペースト状になるまで撹拌する。
2 固ければ豆乳ヨーグルトを大さじ2〜少しずつ増やして好みの固さにする。
3 味見をして、醤油麹（P.48参照）やパプリカパウダー、刻んだハーブ（コリアンダーやパセリ）で調整する。

材料

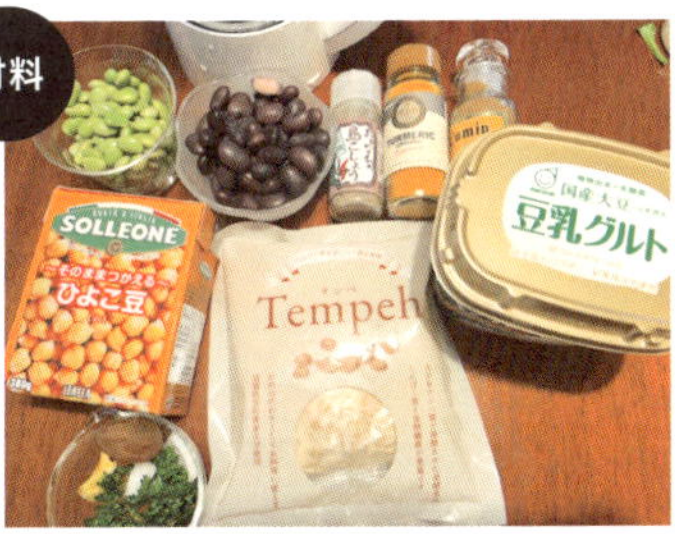

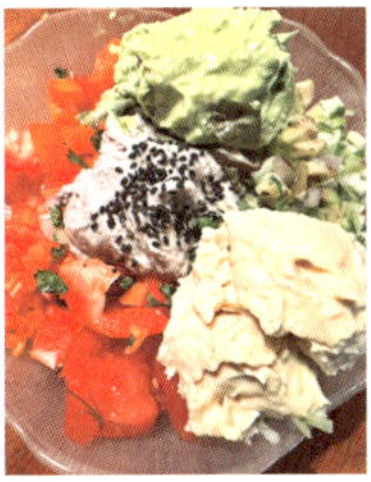

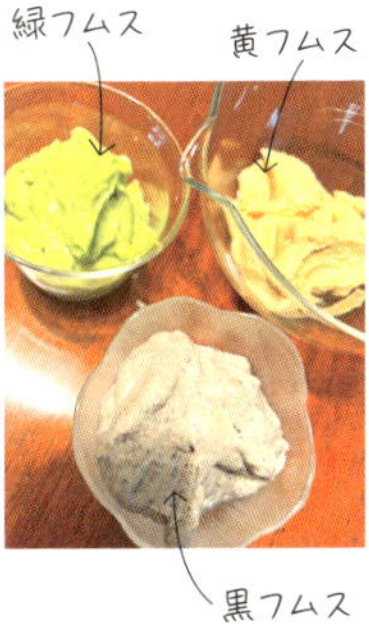

豆がない時は
里芋フムス

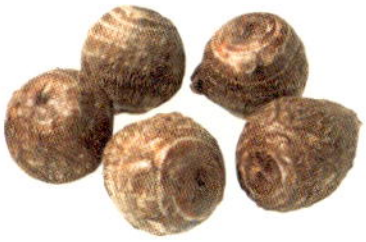

材料・作り方

1 里芋50g、亜麻仁種（またはすりごま大さじ1）、クミン小さじ1、ライム（またはレモン汁）小さじ1、にんにく1片、絹ごし豆腐100g、梅干し1個（種を除く）をフードプロセッサーで撹拌する。

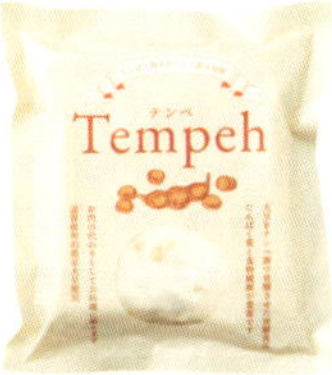

テンペは『ルストテンペ』がNo.1で、いつも大量にお取り寄せ。
URL https://www.rusto.co.jp

無農薬の生春菊を細かく刻んでかさ増し！海苔で一口ずつ巻いて咀嚼回数を増やす

春菊・半生卵かけごはん

食べる時間
12時以降いつでも

材料・作り方

1 玄米2合を研ぎ、水400㎖と共に30分ほど浸水させ、炊飯する。
2 器に炊き立てのご飯を入れ、生卵2個、生の春菊1束を細かく刻んで玄米の上に乗せる。a
3 卵の白身を米の余熱で温めるように白身だけご飯全体に混ぜる。
4 しばらく放置して卵白が半熟状になれば完成。
5 黒ごま、醤油麹（P.48参照）をのせ、一口ずつ海苔で巻いて食べる。b

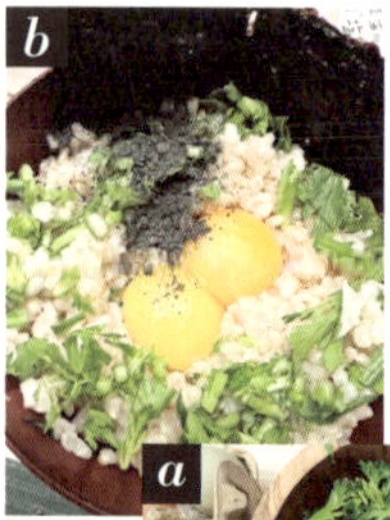
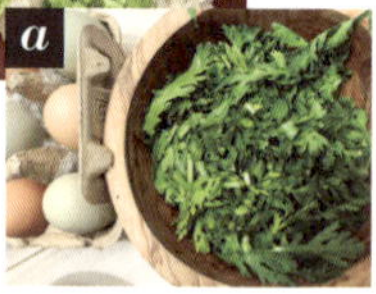

圧力鍋や炊飯器は高圧・高温で栄養を壊す
消化を良くするために土鍋炊飯がお勧め

黒きくらげ＋にんじんごはん

食べる時間
12時以降いつでも

材料・作り方

1 玄米2合を研ぎ、水400㎖と共に30分ほど浸水させる。
2 にんじん1本（みじん切り）、きくらげ5枚（食べやすい大きさに切る）を加えて炊飯する。
3 器に炊き立てのご飯を入れ、生卵1個を加え、卵の白身を米の余熱で温めるように白身だけご飯全体に混ぜる。
4 生のルッコラ1束。大根の葉適量（適当な大きさに切る）を加え、黒ごま、醤油麹（P.48参照）をかけ、海苔で巻いて食べる。

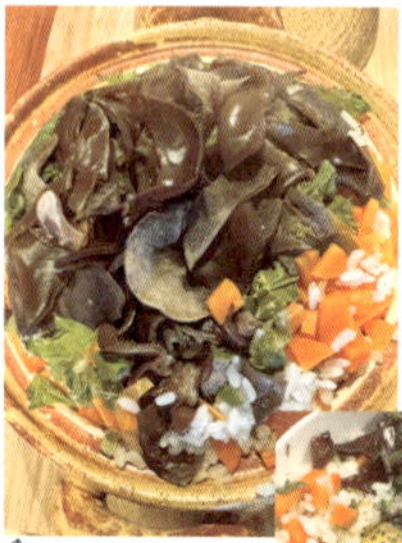
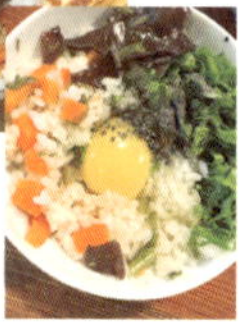

土鍋

大葉・卵・醤油麹トッピングで食べる

丸ごとにんじん玄米ごはん

食べる時間
12時以降いつでも

材料・作り方

1 玄米2合を研ぎ、水400㎖と共に30分ほど浸水させる。
2 にんじん1本、にんじんの葉1束を入れて炊飯する。a
3 米が熱いうちに卵2個をのせたら、米の熱で白くなるまで待つ。b
4 大葉10枚（適当な大きさにちぎる）と黒ごま、醤油麹（P.48参照）、海苔5枚などをトッピングして食べる。c

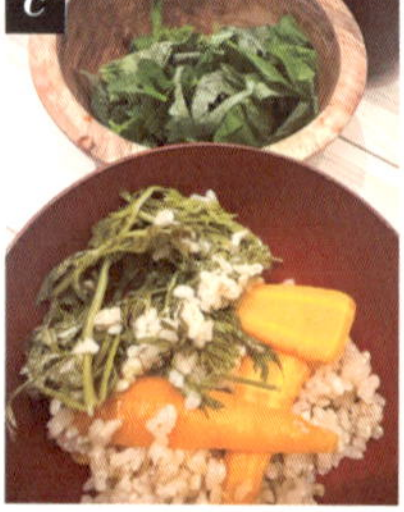
にんじん1本をビーツ100gに変更するのもおすすめ

土鍋

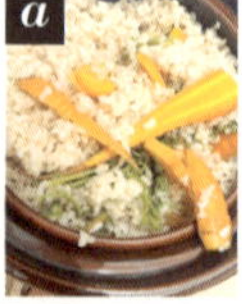
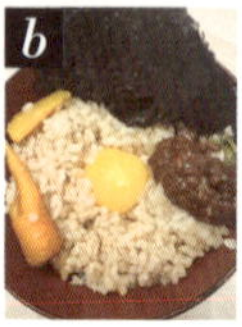

※卵は『いがの農園』、玄米は『湯川農園』からお取り寄せ

切り干し大根の雑炊　ねぎ、大葉、梅干し、海苔をのせて

腸がピカピカになるW大根雑炊

材料・作り方

1 大根⅓本を用意し、半量を適当な大きさに切る。
2 残りの大根は、大根おろし器ですりおろす。汁は捨てないこと。
3 切り干し大根30gを洗って、適当な長さに刻む。
4 土鍋に水1ℓを入れて、*1*と*3*を加えて5分煮る。*a*
5 炊いたご飯（茶碗1杯分）を入れてひと煮立ちさせる。
6 火を止めたら、汁ごと大根おろしを入れる。*b*
7 海塩を適量加え、味の調整をする。好みで醤油麹（P.48参照）や味噌を加えてもよい。
8 大葉、万能ねぎ、海苔、梅干しを加えて完成。*c*

材料

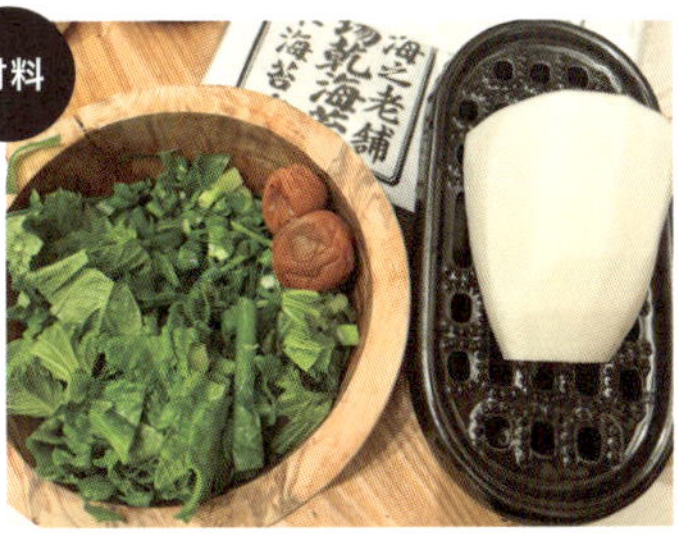

c

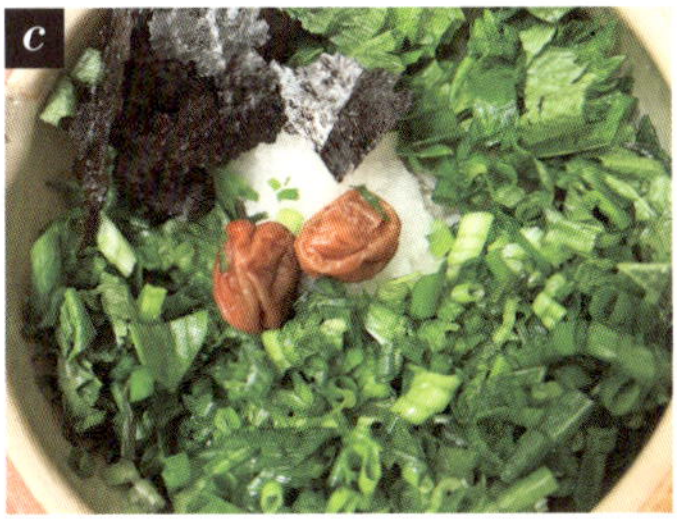

a

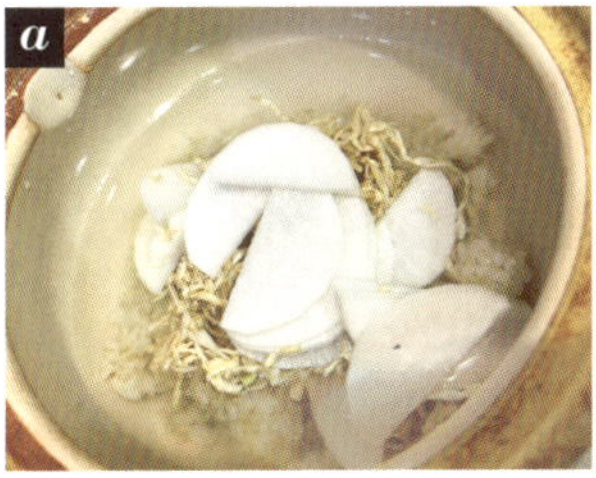

b

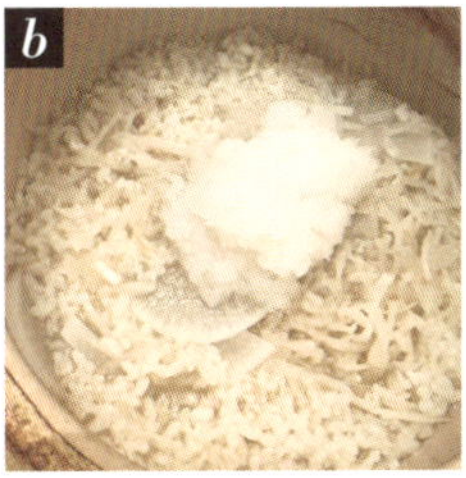

食べる時間
12時以降
いつでも

痩せる！

絶品ティラミス

材料・作り方

1 絹ごし豆腐1丁（辻豆腐のSilk Da Monde Premium）、バナナ½本、MRPミルクチョコ（P.86参照）半分をミキサーで撹拌する。
2 深い皿に移して、上にMRPチョコの残り半分、ローカカオパウダー・ローカカオニブ各適量をふりかける。

材料

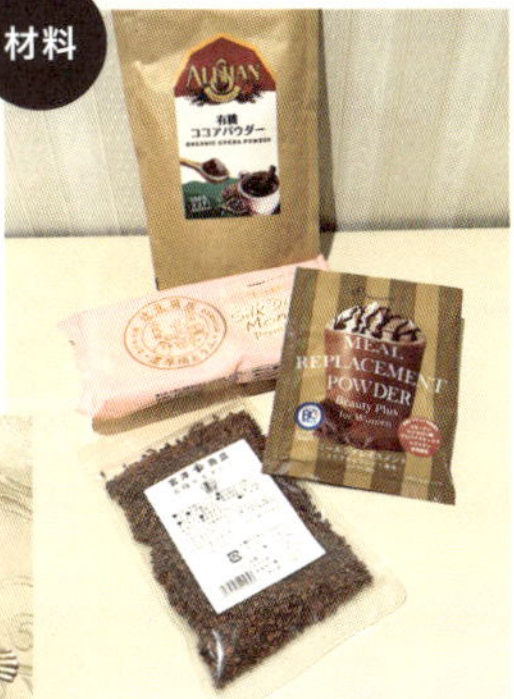

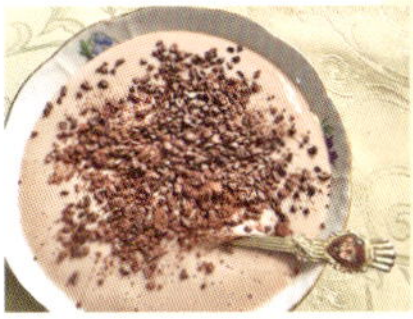

発酵の旨み爆発！　味に自信がありすぎる♥

めちゃくちゃ美味しい！　醤油麹

材料

玄米麹…300g
醤油…300㎖
青唐辛子…50g
※辛いの苦手な人はなしにする

作り方

1 ジッパー付き保存袋に、玄米麹300gを入れ、醤油300㎖を注ぎ、吸わせながら混ぜる。

2 辛いのが大丈夫ならば、ビニール手袋して青唐辛子50g（みじん切り）入れて混ぜる。

3 1日1回全体に空気を送り込み、まんべんなく混ぜ合わせ、発酵を促す。

〈POINT〉

仕込んだ翌日に、麹が水分を吸っていたら、もう一度だけヒタヒタになるように、醤油を足す。

4 常温で1週間熟成させる。米麹の粒がやわらかくなり、とろみと麹の香りがしてきたら完成。

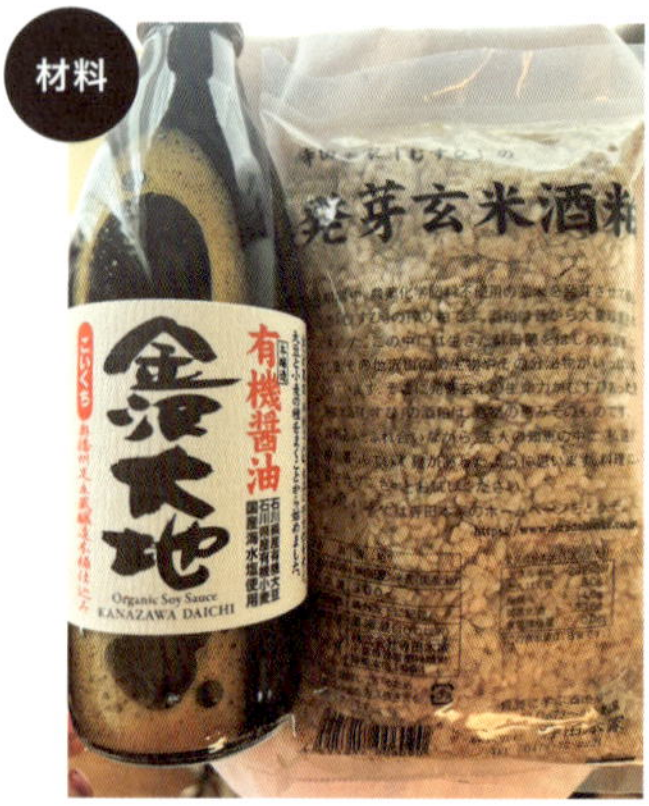

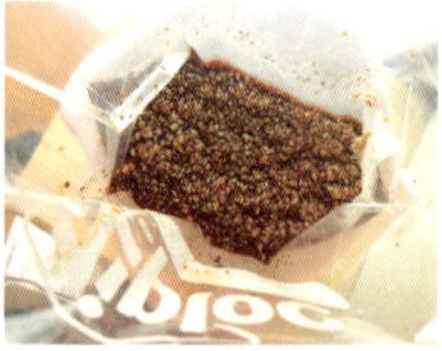

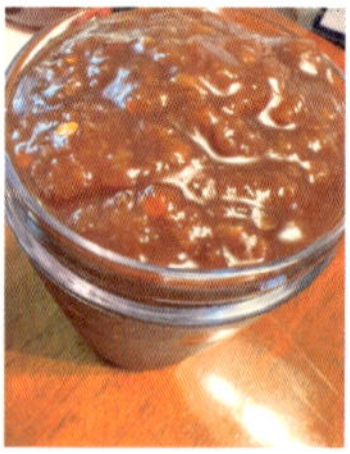

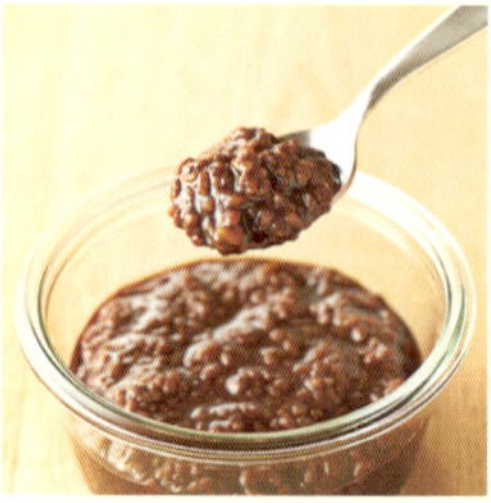

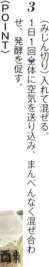

保存　冷蔵庫保存　　約3ヵ月

※おいしさのピークは1ヵ月程なのでそのあたりで使い切っちゃうのが一番おすすめです。

栄養　醤油麹にはメラノイジンやフラノンなどのポリフェノールが含まれ、体内で発生する活性酸素除去効果があると言われています。解毒、血流改善、老化防止、疲労回復、免疫力向上効果も。

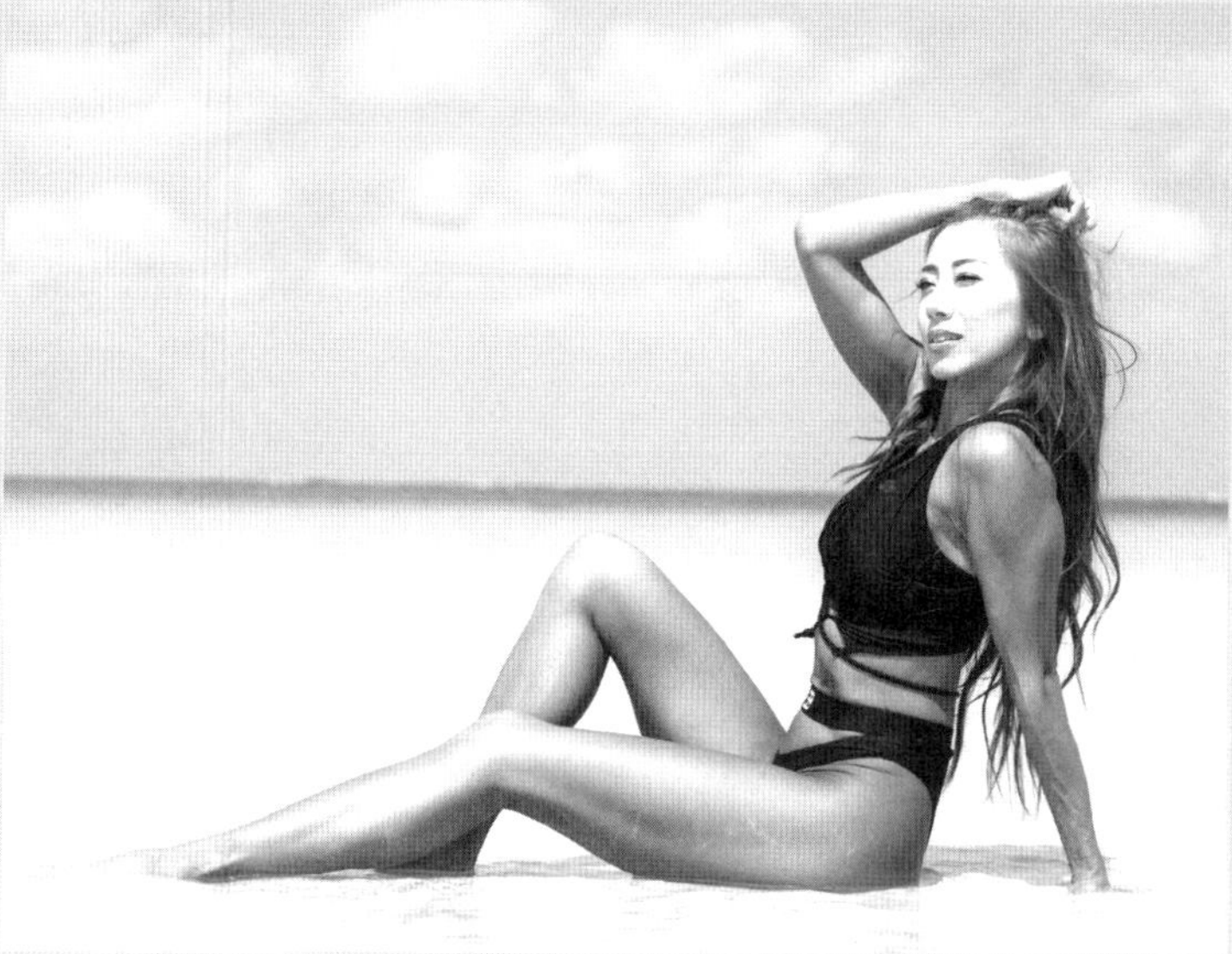

Part 1

寸胴お腹にくびれを作る

効果てきめん 12の食事《くびれ》ルール

Rule 1

生食が基本だからレシピはめちゃくちゃ簡単！

「非加熱＋発酵」で内臓疲労を回復

生野菜の酵素は基本的に48度以上で失活

美しいくびれを目指すなら、やはり自炊が必要です。外食ばかりになるとすぐにカロリーオーバーしてしまいますし、そもそもどんな調味料が使われているかがわかりません。知らぬ間に脂質や塩分をたっぷり摂っていたということになりかねないのです。

なるべく自炊を増やすこと。ビジネスパーソンの方であれば、昼食はお弁当にする。これが美しいくびれを手に入れるために近道です。昼食をお弁当にする効果はかなり大きいです。たとえば、午前中の仕事で大きなストレスがあるとそれをランチで発散したいという気持ちが起こりますよね。ご飯を大盛りにしてしまったり、スウィーツを追加で頼んでしまったり、下手したら食べ放題に行ってしまったり。ランチをお弁当と決めておけば、こういった食べ過ぎを防ぐことができるのです。

自炊と言われると、突然ハードルが高くなったように思う方がいるかもしれません。しかし、安心してください。私が推奨する食生活は生食が基本なので、紹介しているレシピはシンプルなものばかり。料理にものすごく時間がかかるということはありませんし、作るのが難しくて真似できないということもありません。

どうして生食中心なのかというと、食材が持っている栄養素、酵素をしっかりと摂るためです。食材に含まれる栄養素、酵素は生の状態が最も多く、加熱すると失われていきます。特に水に溶け出しやすいビタミンB群、ビタミンC、カリウムなどは、ゆでたり煮たりすると大幅に減少してしまいます。

食物に含まれる酵素は、体内で消化を助ける働きがあります。この酵素を最大限利用することで、胃腸への負担を小さくすることができるのですが、酵素は加熱によって失活してしまいます。48度の加熱で酵素は壊れ始め、50度なら2分、53度なら20秒の加熱で活性が失われるとされています。

酵素の力を利用して食材を消化吸収しやすくし、さらに腸内環境の改善も助けてくれるのが発酵食です。醤油麹や塩麹などを活用すれば、加熱せずとも食材を美味しく柔らかくすることができるので、ぜひ試してみてください。

Rule 2

自然栽培、自然農法の農作物を選ぶ

食材は栽培にこだわった生産者さんからのお取り寄せが基本

色が濃く、普通以上に大きな野菜は不自然

どんな野菜を食べるのか。これも、美しいくびれを手に入れるための大切な要素です。スーパーに野菜を買いに行ったとき、皆さんはどのようにして選んでいるでしょうか。形がきれいに整っているもの、色が濃くてむらがないもの、大きなものをなんとなく手にしているかもしれませんが、それらは自然な状態からは遠いものと言えます。

体のことを第一に考えるのであれば、農薬や化学肥料をできるだけ使用していないものを選ぶのが理想です。

私が食べているのは、自然栽培、自然農法と言われる方法で作られている野菜です。自然栽培とは、生態系を乱すような化学肥料や農薬の使用を控え、土や植物が本来持っている力を引

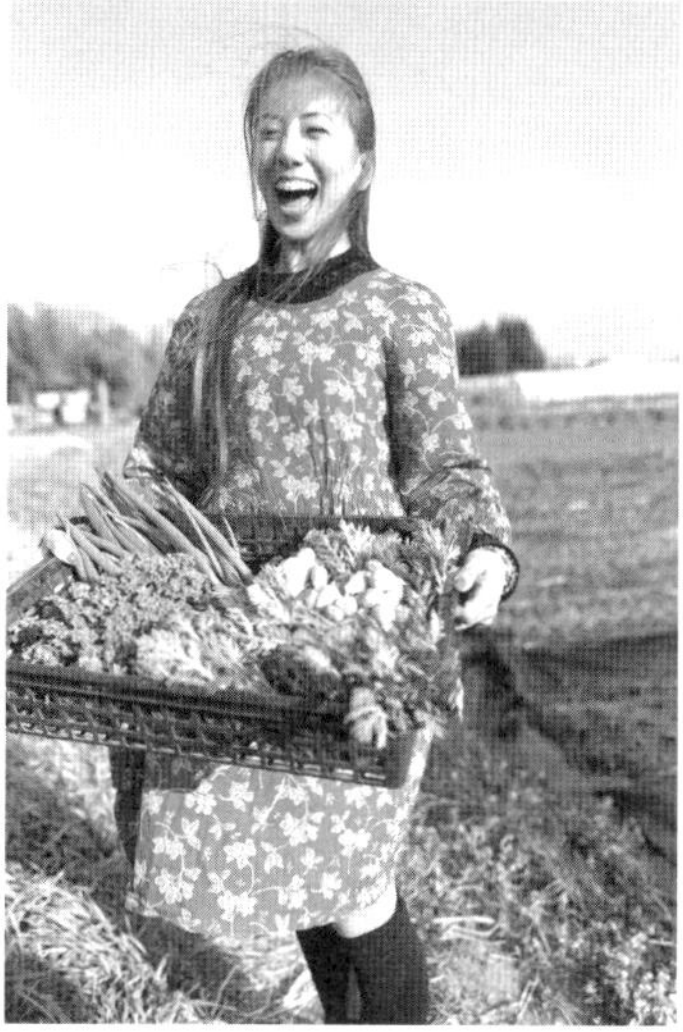
荒木農園さんにて

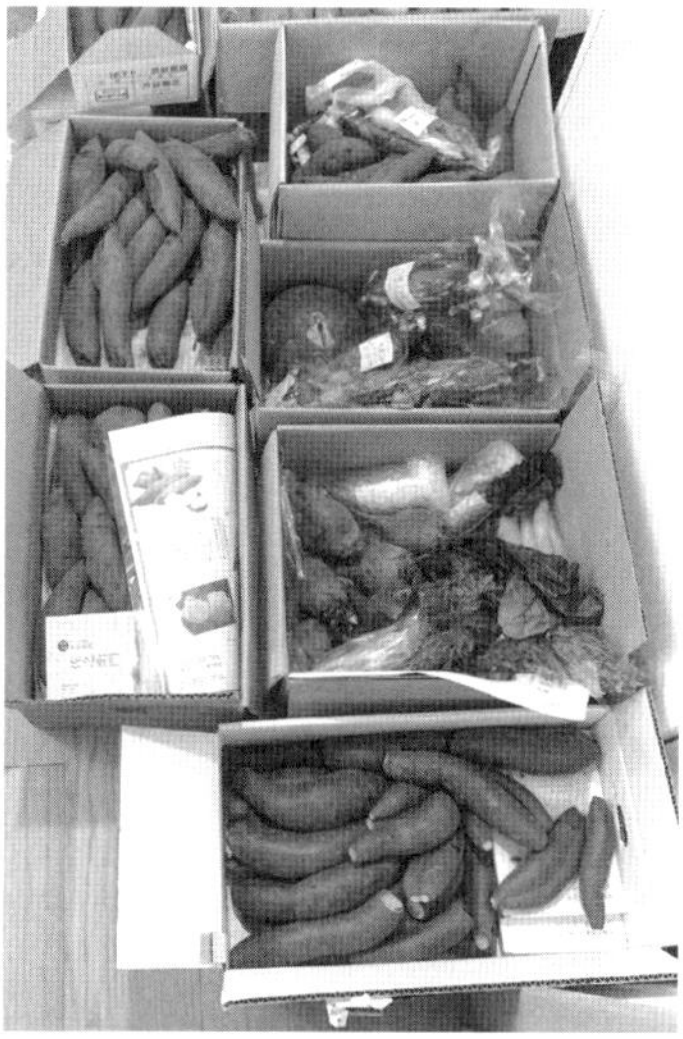

き出して作物を永続的に栽培していく農法のこと。有機栽培とは異なり、公的機関の認定はありませんが、自然栽培をうたう農家さんでは、農薬と肥料を一切使わずに栽培されていることがほとんどなので、安心して口に入れることができます。味も絶品なので、自然栽培・自然農法を実践されている農家さんから野菜を取り寄せてみてください。

　スーパーで野菜を購入する場合は、有機野菜（農林水産省が定めた有機ＪＡＳ規格に適合した野菜）を選ぶようにしましょう。ただし、有機野菜＝無農薬ということではありません。有機肥料を主として栽培し、特定の農薬や化学肥料は使っていないのですが、ＪＡＳが問題ないと認定している農薬や化学肥料は使用しても良いことになっているからです。

Rule 3

葉野菜はたんぱく質の宝庫

野菜の優先順位は、葉→芽→茎→根→花で、毎日偏《かたよ》らないのがコツ

葉野菜は、人間が使いやすいアミノ酸や葉緑素(クロロフィル)が豊富

美しいくびれを手にするためには、野菜中心の生活が必須です。当たり前ですが、野菜にはさまざまな種類があり、それぞれ含まれる栄養素が異なります。いくら体に良いとされていても、ブロッコリーだけ、トマトだけといった特定の野菜ばかりを食べていても、栄養バランスは整いません。

また、植物にはアルカロイドと呼ばれる、少量でも動物に対して強い生理作用(いわば毒性)を持つ成分が含まれています。ごく微量であれば問題はないものの、特定のアルカロイドを摂取し過ぎてしまうと体内での解毒が間に合わなくなってしまう可能性があるのです。

数ある野菜の中で最も意識して摂取してほしいのが、葉野菜です。内臓への負荷が小さく体

内で利用しやすいアミノ酸（たんぱく質を構成する有機化合物）や、腸内環境を整えるのに役立つクロロフィルを多く含み、毒素を体内から排出するデトックス効果も高いと言われています。たとえば、小松菜、セロリ、レタス、ほうれんそう、水菜、大葉、ケールなどが葉野菜に該当します。

葉野菜の優先順位が高いのは間違いないのですが、葉野菜だけ食べていればOKというわけでもありません。私たちは葉以外に、野菜の実、芽、茎、根、花といった部位を食べています。ピーマン、なす、きゅうり、かぼちゃ、えだまめ、オクラなどは実の部分、アスパラや筍は茎の部分、芽キャベツやかいわれは芽の部分、大根やにんじん、ごぼうは根の部分、カリフラワー、ブロッコリー、ミョウガは花の部分を主に利用しています。

私が推奨しているのは葉3、実1・5、芽0・5、茎0・5、根1、花0・1という比率で摂取すること。毎日厳密に計算する必要はありませんが、葉野菜を多くして、それぞれを食べ逃さないようにすることを心がけてみてください。

そして、旬の野菜を食べることも重要です。旬の野菜と、そうでない時期に収穫された野菜を比較すると栄養素が倍以上違うと言われています。ルール2で紹介した自然栽培の農家さんから野菜を買うと、届く野菜は自ずと栄養たっぷりの旬のものになります。摂取できる栄養価を考慮すれば、決して割高ではないのです。

Rule 4

消化が早い順に食べる
食べる順番が超大事！

最も消化が早いのは、果物や種のある野菜

食生活を改善しようとしたとき、〝何を食べるか〟には気を配っていても、〝どう食べるか〟はそれほど気にしていないという人は多いかもしれません。私自身、以前は食べる順番なんか気にしていませんでした。しかし、腸内環境のこと、胃腸への負担のこと、消化吸収のことを学び、自分の体でさまざまな食事法を実践していく中で、食べる順番が体に与える影響はなかなか大きいということがわかってきました。

理想的なのは次のAとBのパターンです。

Aは①フルーツ(スムージーの場合はスムージーが先)→②サラダ→③炭水化物系の加熱食(ご飯やパスタ、パン類)。Bは①フルーツ（スムージーの場合はスムージーが先）→②サラダ→③

たんぱく質系の加熱食(豆類や動物性の肉など)です。こうすると、消化吸収がスムーズに行われ、消化酵素の無駄使いが起こらないからです。

AとBの違いは最後に炭水化物を食べるのか、たんぱく質を食べるのかの違いです。なぜ、これを分けているかというと、食べ合わせの理想としては炭水化物とたんぱく質を一度の食事で同時に摂らないほうがいいからです。

果物は食事の最後に食べている人が多いと思いますが、実は最初に食べるべきもの。空腹時に果物を食べると約20分で胃を通過し、すぐに吸収される非常に消化の良い食べ物なのですが、食後に食べると他の食材と一緒になって胃の中に留まってしまい、消化酵素の無駄使いにつながります。

もちろん、最初から全てを理想的にするのは難しいと思います。私もステップバイステップで今の食生活にたどり着きました。しかし、今すぐに全てを実践できなくても、美しいくびれを作るためのルールを知っておくメリットは大きいと思います。あなたのくびれ作りに向けたボディメイクが停滞したとき、食べる順番や食べ合わせなどのルールは、停滞の打破を助けてくれるはずです。

まずはできることから始めましょう。食事のときは最初にフルーツ、次に生野菜(できればたっぷり)、その後に好きなもの。これでも十分に恩恵が得られるでしょう。

Rule 5

消化を妨げない水分摂取法

アルコールや、食後のコーヒーは全てNG

食前30分、食後3時間は水分を摂らない

血流促進のため、代謝アップのため、体内に溜まった過剰な塩分や老廃物、毒素を排出するため、水分摂取はとても重要です。1日に2ℓの水を飲むと、エネルギー消費量が約400キロカロリー増えるという研究報告もあります。1日に飲む水の目安は体重×40cc。私は2・5ℓを最低ラインにしています。慣れないうちは、毎日2ℓの水を飲むことは大変かもしれませんが、朝起きたらまず500㎖の水を飲み、運動の前後や入浴の前後に必ず水を飲むように心がけましょう。便秘の解消、冷え性の改善、食欲の抑制など、水を飲むことで得られる恩恵はたくさんあります。

水を飲む際に注意したいのがタイミング。食前30分前から食後4時間以内に水分を摂り過ぎ

ないようにする必要があります。私たちの体は食べたものを消化するために胃酸を活用しています。食事中に水やお茶をガブガブと飲むと胃液が薄まり、消化がスムーズに行われなくなってしまうのです。食事中の水分は果物や野菜などの食材から摂れるものだけで十分です。私も食事中と食後3時間は水を飲みません。

食事中に水を飲まないと喉が渇く、水をガブガブ飲みたくなるという人は、食事に果物や野菜が足りていなかったり、味付けが濃すぎていたり、塩分が過多になっている可能性が考えられます。野菜だけのサラダを食べていて喉が渇くことってありませんよね？

食事中の飲酒や、食後のコーヒー・紅茶を習慣にしている人も多いかと思いますが、どちらも消化を妨げる行為です。よく噛んで食べているのに胃もたれする、食後いつまで経っても胃腸に食べものが残っている感じがするという人は、食べる順番と合わせて水分摂取のタイミングも見直してみましょう。

水を飲むタイミングは食事の30分前。そうすれば食事のときに胃液が薄まっている心配はありません。このタイミングで水を飲んでおけば、過度に空腹になることもなく食べ過ぎを防ぐこともできるでしょう。

食事中の水分補給は野菜や果物で。1日に水を飲む目安は体重×40cc。これが美しいくびれを手に入れるための水分摂取方法です。

Rule 6

16時間固形物は口にしない

夜〜朝食は消化を妨げない食事にする

ミキサー食で消化・吸収を促進し、若々しさを保つ

1日中ずっと空腹なときがなく、常に胃の中に何かが残っている状態は好ましいものではありません。胃腸に粘膜を修復する時間を与える必要がありますし、胃腸の中の渋滞を解消しデトックスを促進するためにも空腹がカギになります。

毒素や老廃物をしっかりと体から出し切るために、私は16時間固形物を摂らないという安井式の体内浄化プログラムに取り組んでいます。やり方はシンプル、夕飯が20時だったら翌日の正午まで、22時だったら翌日の14時まで固形物を食べないというだけです。

食物が腸に送られ、胃が空になると、十二指腸からモチリンというホルモンが分泌され、排出に向けた胃腸の動きが活性化されます。空腹になるとお腹が「ぐ〜っ」と鳴るのは、モチリ

ンの働きによって胃が収縮しているから。お腹が鳴るのは悪いことでなく、胃腸が掃除されている合図なのです。

午前中はデトックスのゴールデンタイム。この時間帯に肉や魚といった消化に大きなエネルギーを必要とする重たい食事をすると、そちらにエネルギーが回り、デトックスがスムーズにいきません。特に朝の高温加熱料理は言語道断。百害あって一理なしです。

起床したらすぐに５００㎖の常温の水を一気に飲み干します。内臓をクレンジングするイメージです。何かを食べたり飲んだりする前に、水を飲む。これが大切です。

朝食は、水分量が多く胃腸への負担が少ないＭＲＰスムージーがベスト！　ＭＲＰとは「Ｍｅａｌ　Ｒｅｐｌａｃｅｍｅｎｔ　Ｐｏｗｅｒ」の略。たんぱく質、糖質、脂質という3大栄養素に加え、ビタミン、ミネラルがバランス良く配合された食品です。私の現在の朝食は毎朝ＭＲＰに野菜や果物を加えたＭＲＰスムージー。34ページで紹介しているグリーンスムージーもおすすめですが、私がそれ以外によくやっているのは、ＭＲＰ（P.86参照）に冷凍ブルーベリーと赤汁（P.１２６参照）を加えてミキサーしたスムージーです。

16時間は長いと感じるかもしれませんが、慣れれば空腹の時間がないことの方に違和感を覚えるはずですし、体の調子も良くなってくるでしょう。どうしても空腹に耐えられないというときは、果物を食べてもＯＫです。

Rule 7

高温・長時間加熱を避ける

寸胴：老化を加速させる

焼く、炒める、揚げるなどの調理法は「糖化反応」が起こる

100度以上にならない、水を用いた調理法：茹でる・蒸すを推奨

ＡＧＥ（エージーイー）という言葉を聞いたことがあるでしょうか。ＡＧＥとは「Advanced Glycation End Products」の略で、終末糖化産物とも呼ばれます。ＡＧＥはたんぱく質と糖が結びつく糖化によってできる生成物で、老化の元凶物質だと言われています。肌のシミやシワにもＡＧＥが関係するとされていますし、動脈硬化や認知症、ガンなどの疾患の原因にもなるものです。ですから、健康的で美しいくびれを長く維持してくためには、ＡＧＥが体内に溜まることを極力避ける必要があります。

ＡＧＥが体内に溜まる主なルートは２つ。①食事でとったＡＧＥが体内に蓄積するというものと、②体内のたんぱく質そのものが糖化するというものです。

高温・長時間の加熱は食材のＡＧＥ量を増やすので、日々の食事で加熱した食品、加工した食品を多く食べると、それだけ体内にＡＧＥが蓄積しやすくなります。特に肉や魚、チーズなどたんぱく質の多い食材は、焼く・揚げるといった高温調理でＡＧＥの量が爆発的に増加するので注意が必要です。

ＡＧＥの量は、生→蒸す→茹でる・煮る→炒める→焼く→揚げる、の順で増えていきます。こんがりキツネ色に揚げられた唐揚げやコロッケ、焦げ目のついた焼き魚やステーキはＡＧＥのかたまりと言っても過言ではありません。特に外食やお惣菜屋さんの揚げ物は、短時間で大量に作るために家庭よりも高温で加熱されている可能性が高く、それだけＡＧＥの量が増えているだろうと思われます。

ＡＧＥの量は加熱する温度が高くなるほど増えていきます。加熱調理をしたいときは、蒸す、茹でる・煮るといった水を使った調理法を選択しましょう。そうすれば、基本的には１００度以上の加熱にはならないからです。

これまで親しんできた加熱食や加工食品をすぐにゼロにしようとすると、ストレスになり習慣化にたどり着けないかもしれません。今までの食事にサラダを足して生食を増やしていく、揚げ物を減らして蒸し料理に置き換えるといった具合に、無理のない範囲からスタートしてみてください。

Rule 8

くびれる、たんぱく質摂取法

卵は生食（白身は余熱で半生に）。牛肉は百害あって一利なし

優先するのは動物性たんぱく質よりも植物性たんぱく質

私が最も推奨するたんぱく源は豆類です。肉や乳製品などの動物性たんぱく質と比較すると、圧倒的に胃腸への負担が少なく、ＡＧＥの量も多くありません。たんぱく源としてのおすすめ度合は、豆腐や豆乳を含む豆類→魚→卵→鶏肉→豚肉→牛肉の順になります。ジム通いを始めたばかりの頃は、私も牛肉をよく食べていましたが、腸内環境に配慮するようになってからは、一切食べなくなりました。たんぱく質を摂取できるメリットよりも、腸内環境を悪化させるデメリットの方が大きいと感じたからです。

牛肉や豚肉の代わりというわけではありませんが、私がよく食べているのが馬肉ハンバーグ（P.１０６参照）です。高たんぱく、低脂質、低カロリー、高ミネラルが馬肉の魅力。栄養価が

ています。

高く、内臓への負担が小さいのです。馬肉ハンバーグは私のランチの定番メニューの1つになっ

牛乳、ヨーグルト、チーズなどの乳製品は日本人の腸内環境とマッチしていないと感じてい

るので、基本的には摂りません。

卵については、平飼いの養鶏場のものに限定して食べるようにしています。窓のない鶏舎に

並べられたケージの中にギュウギュウに詰め込まれて飼育されている鶏は、病気にかかりやす

く、予防のために抗生物質や抗菌剤を与えられています。また、ポストハーベスト（収穫後に

使用される農薬）の心配のある輸入飼料を食べて育っている可能性が高く、黄身の色を調整す

るための添加物を与えられている場合もあります。

卵黄にはたっぷりとビタミン類が含まれているため、加熱せずに生で食べると、とても効率

よくビタミンを摂取することができます。安心して非加熱の卵を食べるためには、鶏の飼育さ

れている環境にこだわる必要があります。平飼いで、安全な飼料で育てられているのが理想です。

鶏舎の様子を公開している生産者の方もいるので、ぜひ調べてみてください。

また、卵白のほとんどはたんぱく質なのですが、生の場合の吸収率が51％であるのに対して、

半熟卵の場合は91％になるというデータがあります。卵黄は生で、卵白は半生で食べるのが卵

の理想的な食べ方になります。この実践レシピは、46ページをご確認ください。

Rule 9

「腸活＝ヨーグルト」は間違い

乳製品を摂りたい時は豆乳など、植物由来を選ぶ

1週間で30種類の植物摂取を目指す

人間は自身の体内にある消化酵素を使い、ときに食物が持つ酵素を利用しながら食物を分解します。中には、食物繊維など、消化酵素では分解できないものがあるのですが、それを分解してくれるのが腸内細菌です。また、私たちは腸内細菌の代謝物（ビタミンやアミノ酸）を利用してもいます。

腸内フローラ（腸内細菌叢）は人それぞれ。先祖代々受け継がれながら、それぞれの食習慣や生活環境によって特有の腸内フローラが育まれていきます。特定の菌がたくさんいれば良い腸内環境というわけではなく、菌の多様性に富んでいることが理想だとされています。つまり腸活とは、多様性のある腸内フローラを形成する作業というわけです。

腸活と聞くと皆さんは何を思い浮かべるでしょうか。ビフィズス菌や乳酸菌といった善玉菌と言われる菌を含んだヨーグルトが、腸内環境の改善に良いと思っている人が多いかもしれませんが、それは誤った認識です。特定の食品だけを食べて、腸内フローラに多様性が生まれることはないからです。

多様性のある腸内フローラを育むための最優先事項は、野菜、果物、海藻、きのこ、豆、穀物など、さまざまな種類の植物を食べること。具体的な数字としては1週間で30種類の植物を食べると良いと言われています。

野菜や果物、海藻などをあまり食べず、動物性たんぱく質や乳製品に偏った食生活を続けてきた人の腸内環境は、運動不足で筋肉が衰えてしまった人の体のようなもの。腸に良いからといって、いきなり大量の食物繊維を摂取しても処理しきれません。ジムに通い始めてすぐに、１００kgのダンベルを持ち上げられないのと同じです。

腸活は筋トレだと考えましょう。少しずつ食べる植物の種類や量を増やしていき、コツコツと継続することが大切です。腸内環境の変化には約4週間必要だと言われています。今日だけ腸に良いものを食べても効果は見込めませんし、一度整ったとしても、腸内環境を悪化させる食生活を続ければ、腸内フローラの多様性はすぐに失われてしまいます。

腸活には終わりはありません。腸内フローラの多様性を生涯維持していきましょう！

Rule 10

和定食・寿司は寸胴体型に

「たんぱく質＋炭水化物」が腸内環境を悪くする

いつも口にしている当たり前の食事が健康的とは限らない

いかにスムーズに消化吸収を行うかが、美しいくびれ作りにはとても重要です。ルール4では食べる順番の話をしましたが、食べ合わせに気を配ることも大切です。

食物は含まれている栄養素により、胃の中にて停滞する時間が変わります。たんぱく質や脂質は分解に時間がかかるため、長く胃の中に留まることになります。果物なら15〜30分、生野菜なら1時間ほどで小腸へと送り出されますが、ご飯やパン、麺類などの炭水化物は2〜3時間、刺身なら2時間、焼き魚や煮魚なら3時間になります。

脂質が増えると、さらに胃の中に停滞する時間が長くなり、天ぷらやステーキ、すき焼きは、なんと4時間以上となってしまいます。しかも、これはそれぞれを単品で消化した場合の時間。

炭水化物、たんぱく質、脂質を無作為に胃の中に放り込むと（加熱していればなおさら）、分解が追いつかず、胃から出るだけで8時間もかかるといったことが起こります。夜遅くに焼肉（＋白米）やラーメンを食べて、翌朝になっても胃がもたれていたという経験がある人もいるのではないでしょうか。それは消化が上手くいかなかった証拠です。

スムーズに消化されず胃や腸の中に、必要以上に長く停滞した食物は、上手く栄養として活用できないだけでなく、腐敗し有害物質となります。その結果、腸内環境を悪化させ、腎臓や肝臓に大きな負担をかけることにもなってしまいます。

たんぱく質（特に加熱したもの）と炭水化物は同時に摂るべきではないのですが、世の中の食事はこの組み合わせに溢れています。

牛丼や親子丼などの丼もの、和定食（焼き魚定食や生姜焼き定食）、寿司、ハンバーガー、ミートソースのパスタ、チーズたっぷりのピザ、いずれもたんぱく質と炭水化物の組み合わせです。

どれも当たり前のように存在し、誰もが日々口にしているものですが、健康的で美しいくびれを手に入れるためには、避けるべきものなのです。

口に入れた食べ物が、そのまま栄養になってくれるわけではありません。しっかりと消化、吸収されて初めて意味があるのです。どう消化させるか、どう吸収させるかも考えながら、食べることが大切です。

Rule 11

太くならない食べ合わせ

「炭水化物＋食物繊維」「たんぱく質＋食物繊維」が基本

主役は生野菜。炭水化物、たんぱく質は脇役。

組み合わせてはいけないものは、実は炭水化物とたんぱく質だけではありません。2種類の動物性たんぱく質を同じタイミングで食べるのもNGです。魚と肉、肉と卵、牛肉と鶏肉、いずれもNG。動物性たんぱく質はただでさえ消化に時間がかかるものですが、2種類以上を同時に胃の中に入れると、胃の中で停滞する時間がさらに長くなってしまうのです。

炭水化物と動物性たんぱく質の組み合わせがダメで、ダブル動物性たんぱく質もダメ。そんなことを言われたら何を食べたらいいかわからないという人もいるかもしれません。しかし、食べ合わせに問題があるだけで、炭水化物を食べてはいけないわけでも、動物性たんぱく質を摂ってはいけないわけでもないので、少し頭のスイッチを切り替えるだけで、すぐに慣れてくるはずです。

たとえば白米が食べたいとき。寿司や鰻重、焼き魚定食や焼肉定食はNGですが、味噌汁や野菜のお浸し、煮物と一緒に食べるのは問題ありません。納豆や冷奴などの植物性たんぱく質との組み合わせもOKです。

蕎麦を食べたいとき。天ぷらそばや鴨南蛮はNGですが、もりそばはもちろん、とろろそばや山菜そばはOKです。

チーズを食べたいとき。ピザやサンドイッチ、パスタとの組み合わせはNGですが、単品で摂るのはOKですし、サラダに混ぜるのは問題ありません。

また、炭水化物や動物性たんぱく質、脂質を摂るときは、消化を助けてくれる酵素を持った食物を先に食べておくこともおすすめです。

玉ねぎ、まいたけ、生姜、パイナップル、パパイヤ、メロン、キウイ、りんごはたんぱく質分解に関わるプロテアーゼという酵素を、大根、キャベツ、山芋、生姜はでんぷん分解に関わるアミラーゼという酵素を、アボカド、大根、かぶ、山芋は脂質の分解に関わるリパーゼという酵素をそれぞれ持っています。

自分の体が持っている消化酵素を最大限に活かしながら、食物が持つ酵素の力も借りて、消化吸収をスムーズにしましょう。

Rule 12

老廃物が根こそぎ取れる くびれフルコース食

たっぷり野菜で血液の質を高める

減量期間に入ると家族や友人と外食ができなくなってしまうこともあり、私は月に1度、自宅でヘルシーディナー会を開催しています（P.18参照）。

テーマは「Ｂｅａｕｔｉｆｕｌ ｂｌｏｏｄ（美しい血）」です。美しい血液を作るためには、体内の不要な老廃物を取り除き、血液浄化作用と血管強化作用のある食物と美しい血を作る材料となる食物が必須です。健康は血液の質で決まると言っても過言ではありません。私は家族や友人に美しい血になってもらいたくて、ヘルシーディナー会を開催していますが、「Ｂｅａｕｔｉｆｕｌ ｂｌｏｏｄ」をテーマにしたヘルシーディナー会の食事は、美しいくびれを手にいれるためのフルコースとも言える内容なので、ぜひ皆さんにも試してもらいたいなと思っています。

ヘルシーディナー会は、テレビや音楽、私語が厳禁。これは食事に集中するためです。普段、テレビやスマホを観ながら食事をしているという人もいるかもしれませんが、できれば今日からやめてほしい行為です。もしテレビを観ながら本を読んでいたら、本の内容はほとんど頭に残らないと思います。〝ながら食い〟も同じです。体が消化吸収に集中していなければ、食物の中にある栄養素は十分に体内に入ってきてくれないのです。

ヘルシーディナー会は空腹参加が必須。スタートの30分前から水分摂取は禁止です。まずは、34ページでレシピを紹介している「スプーンで食べるグリーンスムージー」を、よく味わってもらいます（もちろんスプーンを使って！）。グリーンスムージーを食べて30分経過したら、次は「山盛りサラダ」の出番。噛んだ回数を数えながら、ゆっくりと食べてもらいます。噛む回数を数えるだけでも、食べることへの集中が増していきます。咀嚼が大事とはよく言われることですが、咀嚼すればするほど胃腸への負担は小さくなります。ときには咀嚼の回数を数え、噛む回数が足りなかったかなとか、今のはよく噛めたななどと、咀嚼に意識を向けて食事をしてみてください。

サラダの次は35ページでレシピを紹介している「簡単すぎる生ボルシチ」を食べます。ビーツは食べる血液とも言われる食材。美しい血液を作るには欠かせません。

メイン料理は38ページでレシピを紹介している「サラダ海苔巻き」。たくさん野菜を用意して手巻き寿司の要領で楽しんでもらいます。夫のぐっちゃんは「この海苔巻きは具がない！」と嘆いていますが（笑）、説明するまでもなく具はたっぷりの野菜です。野菜ほど体に良い海苔巻きの具はありませんから！

お腹いっぱい野菜が食べられるのもヘルシーディナー会の特徴です。メイン料理の後にはパスタ（と言っても麺も野菜ですが）が待っています。40ページ〜に「5種類のベジパスタ」と4種類ソースを紹介しています。季節や好みに合わせて組み合わせてください。ベジパスタはイタリア料理が大好きな私にとって、最高に満足度の高い料理です。

デザートは、47ページで紹介している「痩せる！　絶品ティラミス」です。豆腐とＭＲＰでたんぱく質もしっかりと摂ります。

くびれフルコース食は、「スプーンで食べるグリーンスムージー」「山盛りサラダ」「簡単すぎる生ボルシチ」「サラダ海苔巻き」「ベジパスタ」「痩せる！　絶品ティラミス」の6品。フルコースとはいえ、生食ばかりなので準備も片付けもそれほど時間はかかりませんし、難しくて作れないなんてこともありません。

会食などで胃腸に負担をかけてしまったとき、腸内環境の悪化や体の重さを感じたとき、デトックスしたいと思ったときは、くびれフルコースを堪能しましょう。

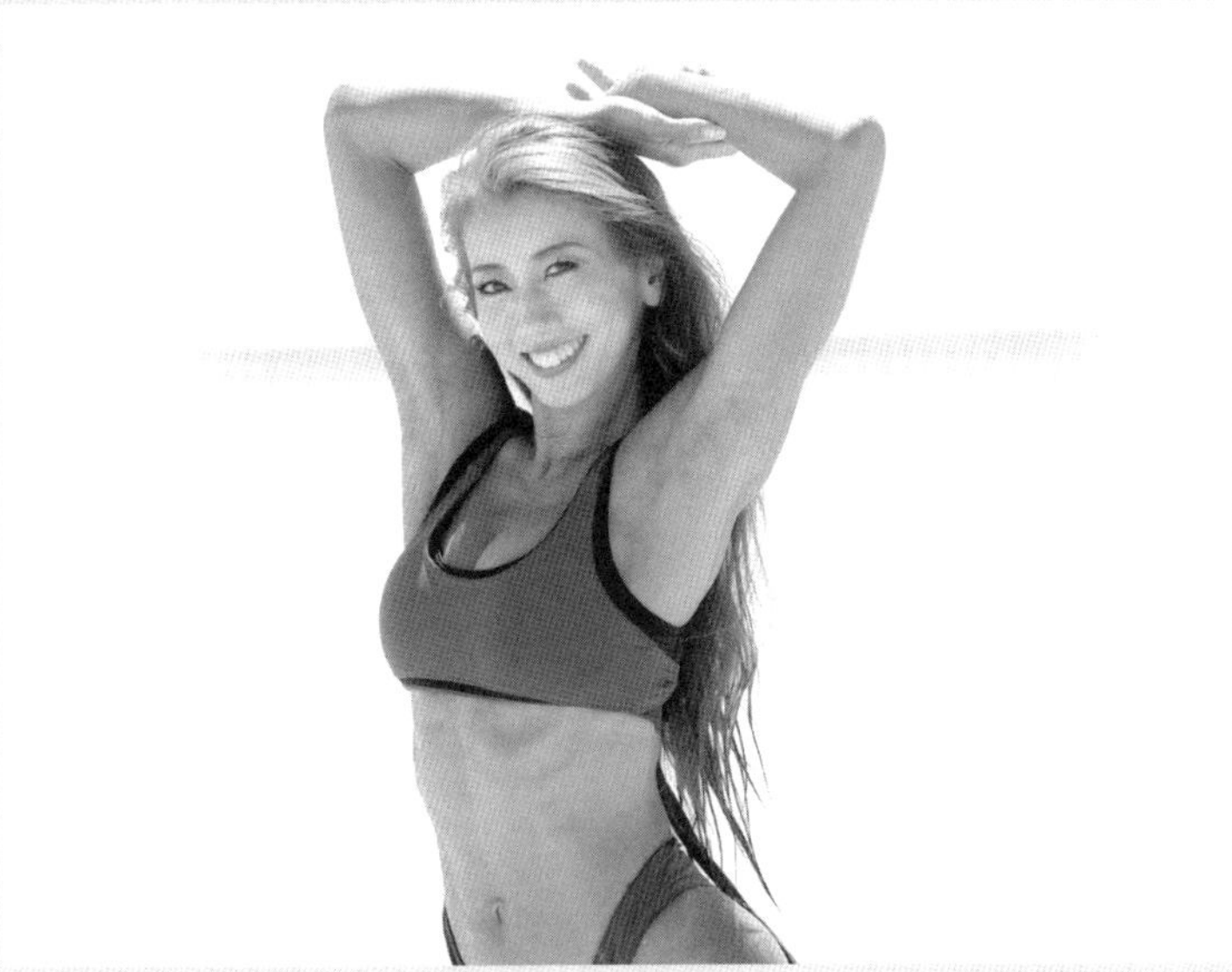

Part 2

レベル別！

ウエスト88cm→50cm

6ヵ月で－《マイナス》30cm

砂時計くびれ体型をつくる食生活

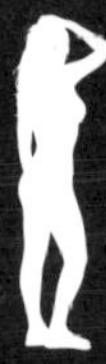

88cm→62cm｜58cm｜53cm｜50cm 4つのレベル別！ 最速くびれ食

美しいくびれの源泉は食事にあり

私は子どもの頃からぽっちゃり体型。何度もダイエットを試みるもことごとく失敗。社会人になってからのウエストのピークは88㎝、体重も70kg以上ありました。ビキニフィットネスと出会ったとき、私は美しいくびれとは程遠い人間でした。

ビキニフィットネス日本一を目指すトレーニング開始とともに、私の食生活も大きく変わりました。まずは、高たんぱく低脂質の食事を意識しながら外食はなるべく避けるというベーシックなところからスタート。

ぐちゃぐちゃだった食生活が整うと、みるみると体が変わっていき、トレーニングの成果もあって、ウエストはたちまち62㎝になり、ビキニフィットネスで日本一になることができました。そのとき「今まで何の取り柄もなかった私が、30歳を過ぎてからでも変わることができた！」「自分と未来は変えられる！」と実感し、もっと上を目指そうと決意！ ビキニフィットネスの世界にどっぷりとハマっていくことになりました。

ビキニフィットネスが目指すのは女性らしいボディ。ほどよく筋肉がついた健康的なプロポーションです。バストはしっかりあって、ウエストはしっかり絞れているけれど、お尻はプリッと丸みがある。砂時計のようなくびれのあるボディを理想としています。

さらにウエストを絞るため、もっと健康的で美しいボディになるため。私は試行錯誤をしながら、より良い食事、自分の体にフィットした食事を探求していきました。

私がビキニフィットネス世界一を目指していく過程で、どのような食生活をしてきたのか。88㎝から62㎝をレベル1、62㎝から58㎝をレベル2、58㎝から53㎝をレベル3、53㎝から50㎝をレベル4として、レベル別で紹介していきたいと思います。

それぞれのレベルで今でも続けているものもあれば、そうでないものもあります。私の歩みに合わせて少しずつレベルアップしていくのもOKですし、最初からレベル4の食生活を真似して頂いても構いません。ご自身が興味があるもの、続けられそうなものを少しだけ取り入れるところからスタートするのもいいでしょう。

まずは最初の一歩を踏み出すこと。そして、継続していくことが何よりも大切です。一緒に美しいくびれを目指しましょう！

幼少期〜大学時代

食べるのが大好きすぎた学生時代ダイエットの挑戦と失敗の繰り返し

小さいときから運動嫌いで食いしん坊。母に続けなさいと言われていたスイミングスクールだけはなんとか通っていましたが、アトピーに悩まされていたこともあって水着になりたくなくて、常に辞めたいと思っていました。

高校時代はバレーボール部。背が高いからか顧問の先生に期待されていたものの、動くことが嫌いだったので、真面目に取り組んではいませんでした。いま思えば酷い生徒です。高校生のときは片道30分の自転車通学。部活からの帰り道は、コンビニごとにシュークリームを買って食べるのが楽しみで、家に着く頃には自転車のカゴはシュークリームの袋だらけになっていました。当時の私はクリーム大好き人間。休み時間ごとに学食にクリームパンをダッシュで買いに行って食べ、昼休みになる頃には私が食べ切っているので、クリームパンは売り切れ。当時、玩具屋さんのレジのアルバイトをしていたのですが、バイト代はほとんどシュークリームとクリームパンに消えていました。女性誌に出ていたモデルさんのダイエット方法を真似したりもしましたが、どれも3日坊主。我慢した結果、食欲が増してしまい、ますますぽっちゃりして

部活帰り、自転車で30分の帰り道
コンビニごとにシュークリームを
買い食いしていた高校時代

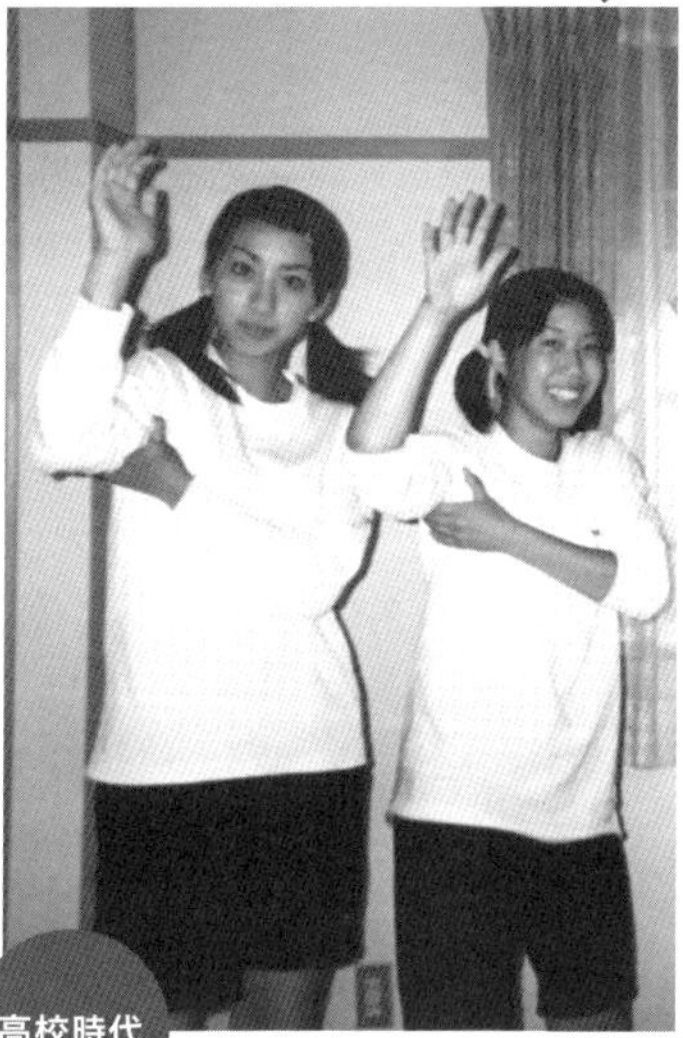

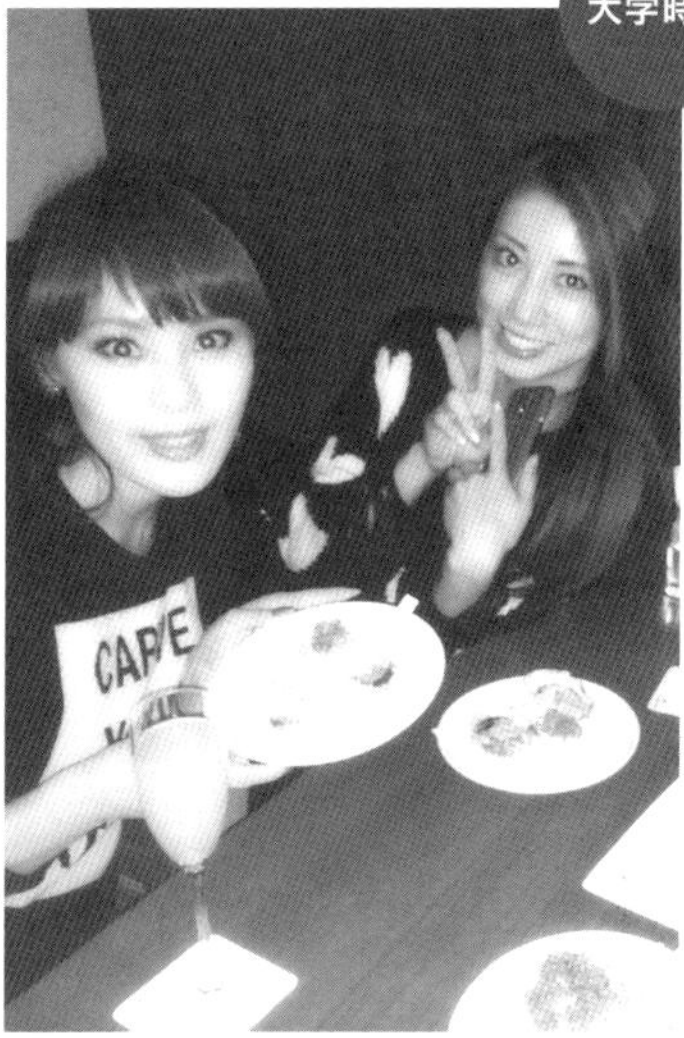

写真嫌いで
やっと探し出した昔の写真

いきました。

大学時代は乳製品まみれの毎日。カルボナーラにハマってしまい、大袈裟ではなく365日カルボナーラを食べていました。

ピザが賄いで食べられるからと、ピザ店でバイトを開始。一番好きだったのは4種類のチーズがのったクアトロフォルマッジです♡

ドーナッツも大好物。大学の授業の1限目終わりに、生クリームたっぷりのドーナッツを5つ買って食べるのが至福の時間でした。

小麦と乳製品まみれの生活を送ったおかげで、体はますます大きくなり体重は70kg台に。留学費用を稼ぐためにバイトを3つ、4つとかけもっていたため（授業を終えたら朝までバイトいう日もよくありました）、メチャクチャな食事と生活を送っていました。

スポーツクラブ入会

母に誘われてスポーツクラブに入会「ジムに通えば痩せる」と思っていた

大学を卒業して証券会社に就職。とにかくハードで尋常ではなく忙しい職場でしたが、負けず嫌いな性格もあって、必死に食らいつく毎日でした。

女性が1人しかいなかったこともあり、毎晩、会食や飲み会に駆り出されるのが日常。飲みすぎて吐くことも日常茶飯事。クタクタでフラフラになって自転車で帰るのですが、明日も仕事だから元気にならなきゃいけないと、ラーメン屋で元気を補充（笑）。ニンニクの入ったラーメンを食べて、替え玉をして、1人反省会をしてから帰っていました。いま思えばストレスを食で解消していたのだと思います。

夜中に食べすぎたからと朝食を抜いたのに、ランチタイムに食べ放題の店に行って食べるのが楽しみでした。

学生時代と同様メチャクチャな食生活をしていたものの、痩せたいという気持ちは常に健在！　さまざまなダイエットに挑戦しました。蒟蒻麺《こんにゃくめん》などを食べる蒟蒻ダイエット、リンゴばかり食べるダイエット、夕食を食べないダイエット、国立病院ダイエット（ゆで卵とグレープフルーツを中心にした献立でカロリー制限をするダイエット法)、酵素ダイエット(食事を酵素ドリンクに置き換える)、1日1食ダイエット、断食、糖質制限、カロリー制限など。本当にたくさんのものを試しましたが、どれも最初の数日だけ体重は落ちるものの、すぐに空腹を我慢できなくなり、リバウンドを繰り返していました。

最も体重に変化があったのが、野菜だけをひたすら食べるダイエットでした。「ハワイで水着を着たい!」という気持ちで始めたのですが、8kgほど体重が減って着ていたスーツがブカブカになり、ベルトがユルユルになりました。

周囲からも「痩せたね!」と言われて満足していたのですが、いざ水着を着てみると、自分の思い描いていた体型とはかけ離れていて愕然としました。タレントの菜々緒さんのようなスタイルをイメージしていたのですが、お尻はペタンコで、くびれているどころかお腹はぽっこり。結局、ハワイに行ったときもバスタオルを巻いてビーチを歩いていました。体型のコンプレックスは、体重が落ちるだけでは解消されないのだなと思ったことを覚えています。

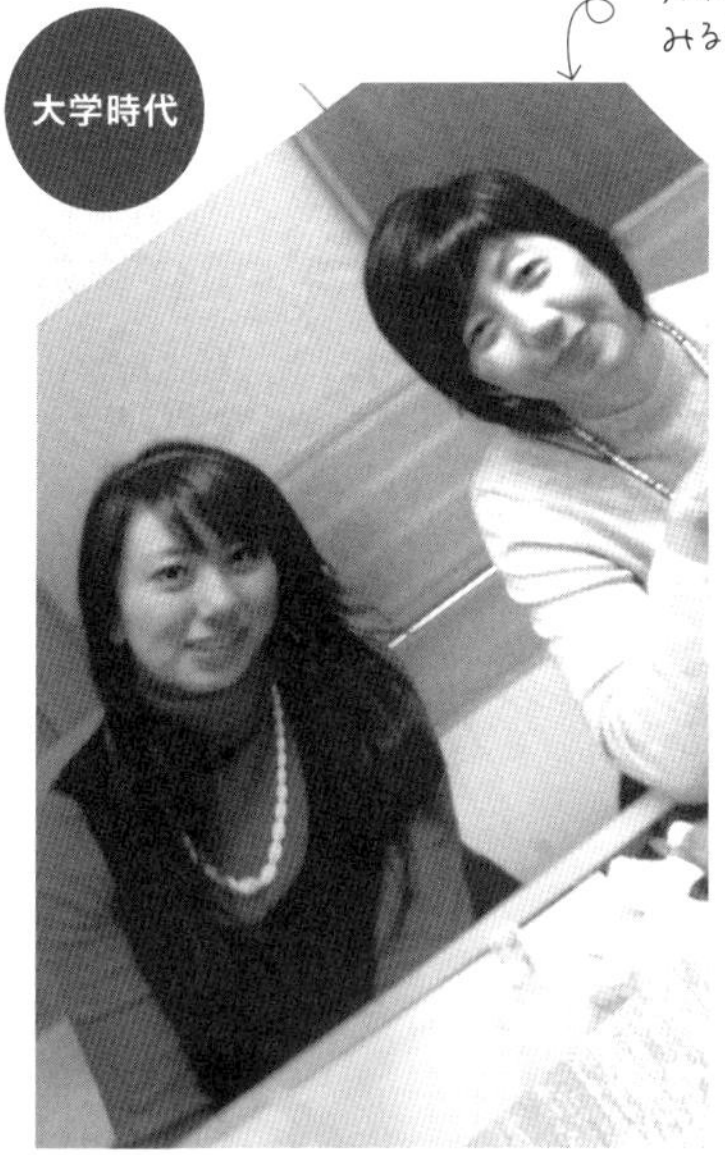

スポーツクラブに入会してみるみる痩せた母

30歳を過ぎてビキニフィットネスと出会う

食べることが大好きで、ダイエットをしては失敗の繰り返し。そんな私に大きな転機がやってきます。それは30歳のとき。スポーツクラブに通っていた母に誘われて、同じクラブに入会することになったのです。

根っからの運動嫌いの私が母の誘いにのったのは、母の変化を目にしたからです。体重が80kg以上あった母は、スポーツクラブに通うようになって半年で20kg以上のダイエットに成功しました。昔から太っていて、私と一緒に何度もダイエットに挑戦しては失敗していた母が、若返って毎日楽しそうに出掛けているのを見て、私もジムに行こうと思ったのです。母と同じ血が流れているのだから、私にもできるはずだと！

しかし、当たり前の話ですがジムに行けば痩せるわけではありません。母はズンバ（ラテン系のダンスフィットネス）にハマってダイエットに成功したこともあって、私をズンバに誘ってくれたのですが、運動神経ゼロの私は開始5分で脱落。痩せるどころではありませんでした。

ジムのお風呂にあるサウナとジャグジーは気に入っていたので、仕事（証券会社から銀行に転職していてスポーツクラブは職場の近くでした）が終わったらジムに行き、トレーニングもそこそこにジャグジーへ！　そんな生活を半年ほどしていましたが、まったく痩せる気配がありません。「母は20kgも痩せたのに、どうして私は1kgも痩せないのか」と、ジムのスタッフにクレームのような愚痴をこぼしてしまいました。

すると「そもそも安井さんはどうなりたいですか？」「こういう人になりたいという目標はありますか？」と逆に質問をされました。当時の私は、なんとなく痩せたいと思っていただけで、目標なんて考えたこともありませんでした。

自分の憧れ。頭に思い浮かんだは、米倉涼子さん、菜々緒さん、ヴィクトリアズ・シークレット（ランジェリーや水着を扱うアメリカのブランド）のモデルさんたち。しかし、生まれ持ったものが違い過ぎて現実的ではありません。

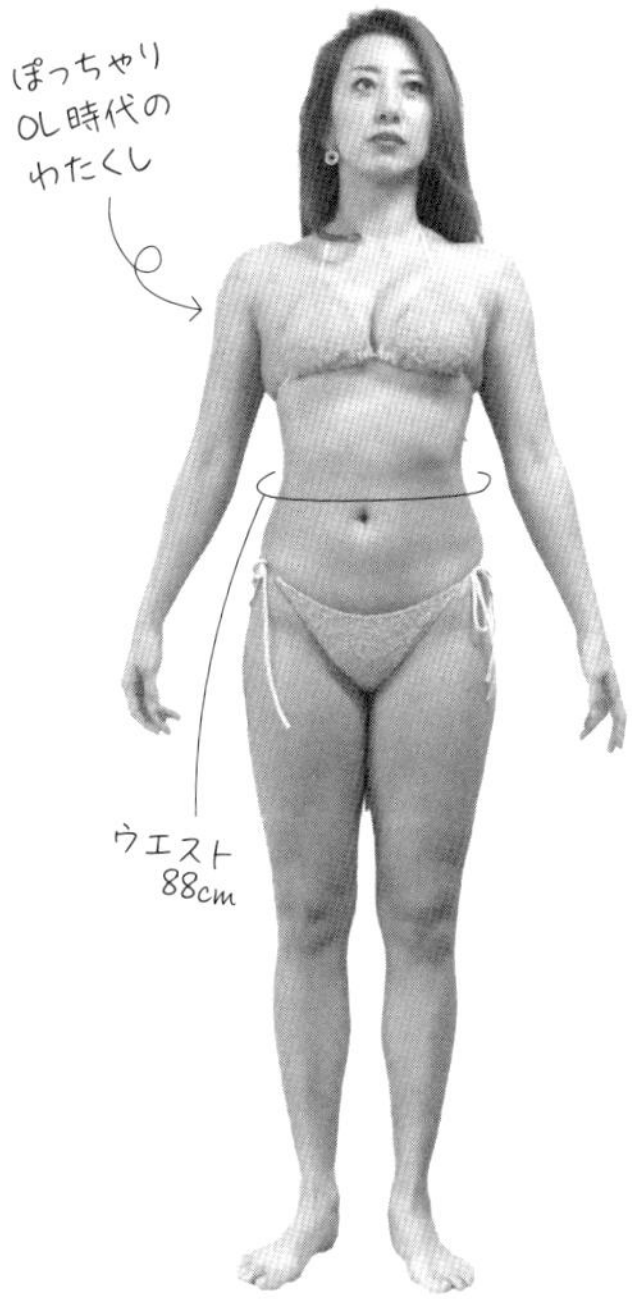

そんなときに、後に夫となるぐっちゃんが見せてくれたのが、第1回ビキニフィットネス選手権優勝者の写真。女性らしいメリハリのある健康的な美ボディに私は心を奪われました。

しかも、その方は普通の主婦で、トレーニングで体を作り上げたことを知り、私はこの人のようになりたいと思ったのです。

このとき、私の目標が決まりました。

Level 1 waist 62cm

waist 88cm→62cm

ボディメイクのための基本的な食生活に取り組む

ビキニフィットネス日本一を目指して

ビキニフィットネスに挑戦する。そう決めた私は幸運にもチャンピオンを生んだジムが地元の名古屋にあることを知り、そこでパーソナルトレーニングをお願いすることになります。それがXYZ（エクサイズ）トレーニングスタジアムの柏木三樹先生との出会いです。

70kgを超えた今の体型で「ビキニフィットネスに挑戦したい」とお願いしても門前払いされるのではないかと思った私は、少しでも見た目を良くしてから指導をお願いしに行こうと真剣にダイエットに取り組みました。糖質をカットし、お菓子をやめ、野菜中心の生活に切り替えると3ヵ月で15kgほどの減量に成功。「これなら大丈夫だ！」と意気揚々と柏木先生のもとを訪れたのですが、「まるで妖怪の餓鬼のような体型」と初対面で言われてしまいます。

体重こそ減ってはいたものの、必要な筋肉まで削れてしまい、上半身は貧弱、胸とお尻は垂れ、お腹はぽっこり。背中は丸まっていました。単純に食事量を減らしても理想の体にはなれない。ハワイで水着を着るために減量をしたときにもそう思ったはずなのに、同じことを繰り返していたのです。

「本気で日本一を目指すなら必ず優勝させるから、僕を信じてついてきて」。そう柏木先生に言われた私は、「どんなに大変でも絶対に食らいつきます」と宣言。ビキニフィットネス日本一を目指す道のりを歩き始めたのです。

レベル1当時の食事の取り組み

※詳細は20〜22ページ参照

- ◉高たんぱく・低脂質を意識
- ◉赤身の牛肉、鶏の胸肉、ラムの肩肉が主なたんぱく源
- ◉炭水化物はしっかり摂る(米)
- ◉たんぱく質の消化を助ける大根おろしを食べる
- ◉芽野菜、香味野菜などの生野菜を肉と一緒に食べる
- ◉朝食はMRP(P.86参照)
- ◉お菓子を控える(飴やガムも)
- ◉昼は毎日お弁当を作る

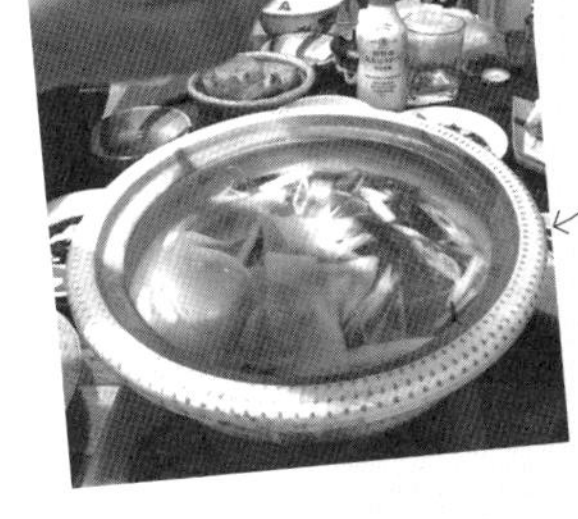

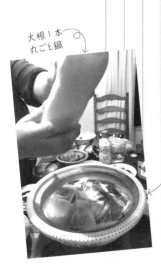

世界一のくびれを目指すために誕生！

FAVOLINK商品開発

◉MRP

初めての商品開発

世界一を目指すためのお勉強

資格取得・習い事

◉柏木先生のパーソナルトレーニングのみ

トレーニングの取り組み

◉パーソナルトレーニングは週2回

◉トレーニングのない日はストレッチ

◉1日1万歩を目標に歩く

優勝して初めての取材

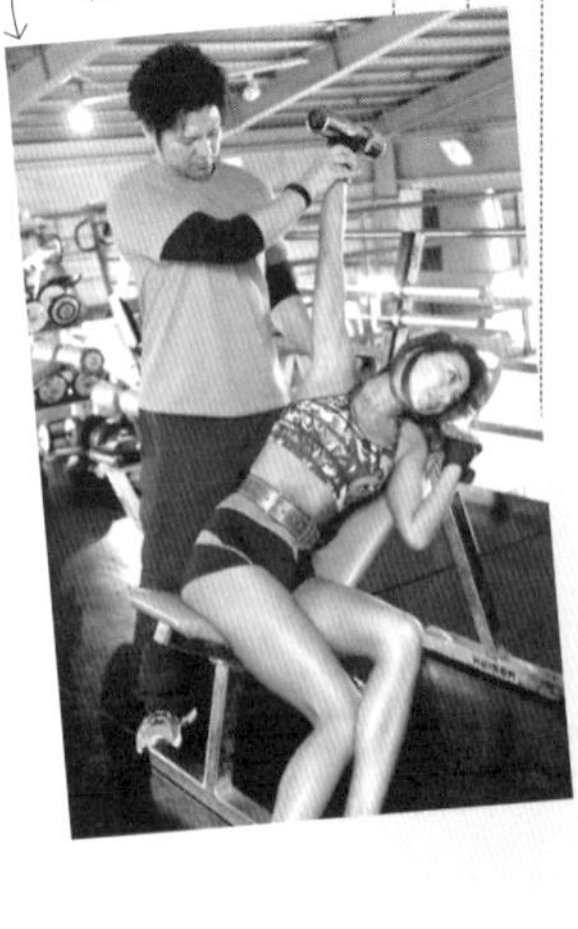

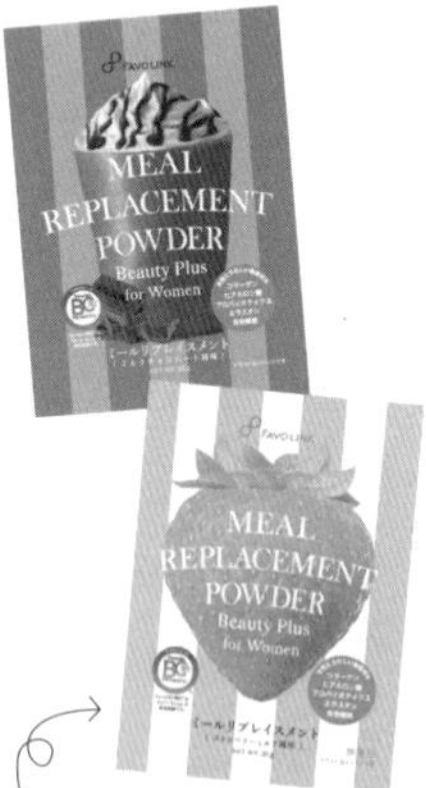

「MRP Beauty Plus」
生きて腸に届く乳酸菌（有胞子性乳酸菌）を10億個新配合。腸内環境を整えることで、老廃物を排出しやすくし、痩せやすい体づくりを後押し。

姿勢改善への取り組みもスタート

私は中学生の頃から背が高いことがコンプレックスでした。1㎜でも背を低く見せたいと思っていた私は自然と猫背になっていたのです。さらに、社会人になってからの長時間のデスクワークの蓄積で私の姿勢はかなり歪んでしまっていました。

「ボコボコの土台の上には美しい建築物は建てられない」というのが柏木先生の持論。姿勢を整えるために、ひたすらストレッチに取り組みました。

デスクワーク続きで歪んだままの状態でジムを訪れると「今日はトレーニングが難しい」とストレッチだけでパーソナルトレーニングが終わる日もありました。

今なら理解できますし、結果的にはそれが正しかったのですが、当時はこんなことで日本一になれるのかと心配になったこともありました。

姿勢の良し悪しはもちろんくびれにも影響します。皆さんも日常生活中の姿勢に気を配りながら生活しましょう！

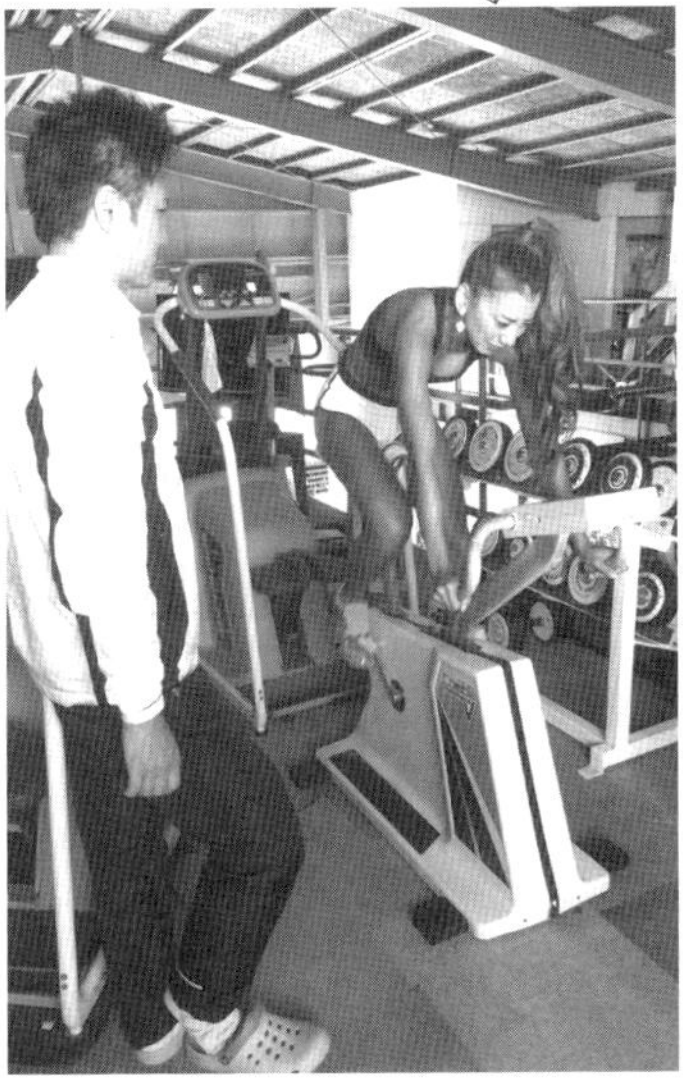

女性らしく美しいスタイルになるために必要なこと

ダイエットをしたい。美しいスタイルを手に入れたい。そう思ったときに、まず着手してほしいのが心を整えることです。心が整っていないのに、身体を整えることはできません。体の脂肪を落とす前に、心の脂肪を落とす必要があるのです。

ビキニフィットネス日本一を目指す前の私がそうだったように、心が整っていないとダイエットに失敗し、リバウンドを繰り返すことになります。いきなり難しいことに挑戦して挫折してしまうのも、心が整っていないからなのです。

心が整っている状態とはどういうことなのか。それは、１００％集中している状態です。皆さんは食事をするとき、ダイエットのためのエクササイズをするとき、１００％集中しているでしょうか。

ジムでエクササイズをしているとき、晩御飯のことや明日の仕事のことを考えてはいませんか？　ご飯を食べるときテレビやスマホを観ていないでしょうか。お風呂に入りながら英会話の勉強をしたり、メールチェックをしたりしていませんか？　現代人は忙しさを言い訳にマルチタスクをしがちです。マルチタスクはコスパがいい、タイパがいいと考えがちですが、今にフォーカスして集中することが大切です。

ながら食いでは本来摂取できるはずの栄養素が十分に消化吸収できないばかりか、満足感も得られないのでまた食べたくなってしまいます。

本気でダイエットを成功させたい、美しいくびれを作りたいと思うのであれば、食事にも、エクササイズにも、デトックスのための入浴にも、集中する必要があります。

私も昔は会社のデスクでメールチェックをしながら食事をしていたこともあります。でも今は食事を食べることのみに集中することが大切だと強く感じています。

野菜を口に運ぶとき、野菜の生産地や生産者に思いを巡らせ、舌に乗せたら、どんな味がするのか、硬いのか柔らかいのか、そういったことを考えながら咀嚼します。喉を通過してからは、栄養素が消化吸収され、自分の体の一部になることをイメージします。食べたものが自分の体を作る。毎食、そう考えながら食事をしていると、自然とジャンクフードから距離をとれるようにもなるでしょう。

そして何より、食事を楽しむことが大切です。「美味しいな」「幸せだな」と感じながら食べるのと、「美味しくないな」「つまらないな」と感じながら食べるのとでは、前者の方が消化吸収がスムーズになるからです。さあ、今日も美味しい食事を楽しみましょう！

配られるお菓子には手をつけず毎日お弁当持参

毎晩のように会食や飲み会に駆り出されていた証券会社時代に比べたら少しはマシだったかもしれませんが、銀行で働き始めてからも夜に飲みに行くことはよくありました。会社の同僚ともよくランチに行っていましたし、お昼に食べ放題に1人で行って思う存分、好きなものを好きなだけ食べるなんてことも日常でした。

そんな私がビキニフィットネス日本一を目指すために始めたことの1つが、毎日のお弁当生活です。メニューは、赤身肉＋山盛りの香味野菜、大根おろしなどが基本。ご飯は「雑穀米真っ黒ごはん」（P.22参照）を持参。味付けは塩、七味唐辛子、生姜などのノンオイル系スパイス。ランチをお弁当にしてしまえば、外食でご飯を大盛りにしたり、スウィーツを追加する心配もなし。大好きだったランチの食べ放題にも行かなくなりました（笑）。

体内には脂肪合成を促進するＢＭＡＬ１（ビーマルワン）というたんぱく質があります。ビーマルワンが増えているときに食べると体脂肪になりやすく、少ないときに食べると体脂肪になりにくいと言われています。体内のビーマルワンの量が最も少なくなるのが14〜16時の時間帯なので、私は昼休憩を14時半～15時半に設定して、そこでお弁当を食べるようにしました。お弁当持参かつ休憩時間もみんなとずれているので、次第に誰も私のことをランチに誘わなくなりました。

15時頃にメインの食事（＝昼食として）を持ってくると、夜もそれほどお腹が空かないので、夜のドカ食い、食べ過ぎを避けることができます。忙しさを理由に昼食を抜いてしまったり、ダイエット中だからと昼を軽めに済ます人がいますが、そうすると結局、夜に食べ過ぎてしまい、減量は上手くいきませんし、胃腸に負担をかけることにもなってしまいます。

会社で仕事をしているとお茶菓子が配られたり、お土産のお菓子が置いてあったりすることがあるかと思いますが、これらには手をつけないようにしましょう。「たくさん食べるわけじゃないし」「せっかくだから」とついつい手を出しがちですが、塵も積もれば山となる。不要なカロリー、不要な砂糖、不要な脂質の積み重ねが、ダイエットの成功を阻むのです。

ダイエットを頑張っているのに痩せない。昔の私もそうでしたが、せっかく食事をコントロールしているのに、お菓子を食べていては頑張りが台無しです。

「お菓子を食べない宣言」をしておけば、会社の人たちもあなたのデスクにお菓子を持ってくることはなくなるはずです。

ランチはお弁当、お菓子はなし。これだけでもあなたの体は変わってくるはずです。

朝は365日MRP
朝食で新陳代謝のスイッチをオン！

朝はMRPを飲みなさい。柏木先生にそう指導されてから、MRPは私の生活になくてはならないものになりました。ビキニフィットネス競技で世界一を目指すためには、より良いものが欲しい！　そんな強い気持ちから安井友梨プロデュースの『FAVOLINK』が2018年に誕生します。営利目的ではなく、私自身が愛用するものだから1ミリの妥協もなし。採算度外視で質を追求しました。最初に誕生したのが『MRPビューティプラス』（P.86参照）。たんぱく質、糖質、ビタミン、ミネラル、アミノ酸に加え、生きて腸まで届いて腸内環境を整えてくれる乳酸菌や、コラーゲン、ヒアルロン酸といった美容成分も入れ、ダイエットと美容を1食で完結できる商品ができました。

朝食を食べると、体温が上がって新陳代謝のスイッチが入り、脂肪を燃やしやすい体で1日を過ごすことができます。特に日本人女性は冷え性が多く、体温を上げることを常に心がけておく必要があります。トーストや菓子パンでは栄養不足。たんぱく質、脂質、糖質、ビタミン、ミネラルがバランスよく含まれてなければいけません。

また、朝食で血糖値の上昇しにくい食品（＝低GI値の食品）を食べると、昼食後の血糖値の上昇を抑える効果が期待できます。この1度目の食事が次にとる食事の後の血糖値に影響を与えることは、セカンドミール効果と呼ばれているのですが、トーストや菓子パンはGI値が高く、朝食向きではないのです。総合的に考えると、やはり朝食はMRPがベストな選択だと言えるでしょう。

朝食が食べられないという女性がたまにいますが、ほとんどの場合、夕食の時間が遅過ぎたり、夕食に食べ過ぎていることが原因です。

夜遅い時間に加熱した動物性たんぱく質と炭水化物を組み合わせた食事（多くの外食はこの組み合わせになります）をしていると、消化にかなり時間がかかるので、朝起きた時点で消化が終わっていないということが起こります。まだ消化が終わっていないのですから、お腹が空いていないのは当然です。

夕ご飯の時間を早める。夜のたんぱく質は植物性のものにする。食べ合わせに気を付ける。といったことをすれば、無理なく朝食を食べられるようになるはずです。

朝食を抜いてしまうと、栄養不足で筋肉が分解されてしまいます。頑張ってトレーニングをしても筋肉がつかないといったことが起こるのです。

今日をより良い1日にするために、朝食は適切なものをしっかり摂りましょう。

高たんぱく・低脂質を意識
食事は加工の少ないものをチョイス

柏木先生のジムの門を叩く前、糖質制限をして野菜だけを食べるダイエットをしていた私は体重こそあっという間に落ちたものの、筋肉も失われ、手足は細くお腹が出ている妖怪・餓鬼のような体型になっていました。

美しい体を作るためには、そんな土台ではダメ。正しく食べて増量する必要があると言われ、最初の5ヵ月は、たくさん食べることになりました。内心、せっかく頑張って体重を落としたのに……と思いましたが、悪い土台の上には何も建てることはできないのです。

まずはたんぱく質を意識的に摂取すること、脂質を抑えること、野菜を積極的に食べること、加工が多いものを避けることなどを指導され、私の食生活は大きく変わりました。

大好きだったドリアやグラタンは脂質が高く加工品が多いからNG。マヨネーズ、ケチャップはNG。しょっちゅう食べていたコンビニスウィーツもNG。パスタやラーメンといった麺類もNG。エナジードリンク、コーラ、ジュース、カフェラテ、フラペチーノもNG。もちろんお菓子もNGです。柏木先生からは、カロリーを減らすのではなく、由来がわからないもの、栄養にならないものを食べない意識を持つようにと指導されました。

食事の内容こそ変わったものの、量を食べることができたので満足度は高く、それまでにチャレンジしてきたダイエット法と比べたら、我慢する大変さはありませんでした。

食材はなるべく原型に近い状態で、味付けはソースやドレッシングを使わず、塩胡椒でシンプルにと指導を受けました。当時は毎晩のようにロイヤルホストに通い、アンガスステーキセットを注文。ステーキを250g食べ、白米はおかわりをしていました。

今では腸内環境のことを考慮して牛肉は食べないようにしていますが、当時は外食するならステーキというぐらい、牛の赤身を食べていました。

それまでの私の食生活はパスタやピザ、グラタン、ドリアなどチーズたっぷりで加工も多い食事が中心で、肉や魚はほとんど食べていませんでした。

ほとんど味付けをしない肉や魚を食べるようになって、それらの美味しさを知ったのもこの時期です。

減量期に入ると、肉と米の量に制限が入りましたが、生野菜に関しては制限がなかったので、大食いの私は野菜をモリモリ食べていました。

塩胡椒の味付けに飽きたら、七味や山椒、消化を助けてくれる大根おろしを活用して、高たんぱく・低脂質生活を送っていました。

糖質は脂肪燃焼に不可欠　極端な糖質制限はNG

ダイエットをしようとするとき、極端に糖質をカットしようとする人がいます。ダイエットの失敗を繰り返していたときの私もそうでした。しかし、糖質は悪者ではありません。

糖質のみを極端に制限して、たんぱく質、脂質でエネルギーを賄おうとすると、逆にエネルギー過多となって太ってしまうことがあります。また、糖質を制限すると、血糖値を保つためにコルチゾールというストレスホルモンが分泌されます。体内でコルチゾールが過多になると不眠や無気力感に繋がります。健康的な状態とは言えませんし、不眠によるストレスを発散するために結局食べ過ぎてしまうということも起こり得ます。

糖質制限による弊害はまだあります。血糖値は体内で一定になるように調整されており、血糖値が下がると、血糖値を上げるためのグルカゴンというホルモンが分泌されます。過度な糖質制限によりグルカゴンが過剰に分泌されると、胃酸の分泌が抑制され、消化不良を起こす可能性があります。

たとえば、胃酸の分泌が抑制されている状態で、動物性たんぱく質など消化しにくい食物を食べれば、確実に腸内環境を悪化させてしまいますし、せっかく野菜や果物を食べても上手く消化されずにビタミンやミネラルを吸収できないといったことが起こります。

また、糖と体脂肪は着火剤と燃料のような関係にあります。バーベキューで火を起こすときに例えると体脂肪が炭で糖が炭に火を回すための着火剤です。ライターだけで炭に火をつけるのが難しいのと同じように、糖が不足すると体脂肪の燃焼効率は低下します。体脂肪をしっかり燃焼させるためにも糖質を摂る必要があるというわけです。

ただし糖質の摂り方には注意が必要です。精製された小麦粉や白米は、GI値が高く血糖値が上がりやすい食品です。血糖値が急上昇すると血糖値を抑えるためにインスリンが分泌されます。インスリンは血中の糖を細胞に取り込む働きをするのですが、エネルギーとして使われずに細胞に取り込まれた糖は脂肪として貯えられてしまうのです。

また、インスリンが大量に分泌されると、今度は血糖値が急降下します。血糖値が急降下すると、空腹ではないのにお腹が空いていると感じたり、糖をたっぷりと含んだ甘いものが食べたくなったりしてしまいます。

糖質を摂るときはなるべく血糖値を急上昇させない工夫が必要です。白米や小麦粉ではなく、食物繊維が豊富でGI値が低い玄米や雑穀米を選ぶ。糖質を摂る前に野菜を食べておく。しっかりと咀嚼する。これらを心がけて血糖値の急上昇を防ぎましょう！

1日3食はドカ食いの原因？食事は小分けにするのが理想

今現在の私は1日5食が基本。

朝：「MRPスムージー」、**昼12時**：「野菜＋米」、**15時**：「野菜＋たんぱく質」、**18時**：「野菜＋米」か「野菜＋たんぱく質」（米かたんぱく質かは日によって変える）、**21時**：「野菜＋植物性たんぱく質」。スケジュール通りにいかないこともありますが、これがベースになっています。

食事を小分けにすることは、ビキニフィットネス日本一を志した頃から続けている習慣で、ダイエットのゴールデンルールの1つだと思っています。実際、食事を小分けにするだけで痩せられたという人もたくさんいます。

どうして食事は小分けが良いのでしょうか。ダイエット目的で朝食や昼食を抜いたことや、断食の経験がある人ならすぐにイメージできると思いますが、食事と食事の間隔が長いと飢餓感が強くなります。そして、いざ食事の時間になるとドカ食いをしてしまいます。結果、必要以上にカロリーを摂り、胃腸に負担をかけてしまうのです。

また、空腹時、飢餓感に任せてあまり咀嚼せずに早食いすると（GI値が高い食品ならなおさら)、血糖値が急上昇してしまいます。血糖値の急上昇は体脂肪の増加に繋がるだけでなく、血管を傷つける原因にもなります。健康的な体を目指すのであれば、血糖値の急上昇は絶対にNG。食事の小分けはそれを防ぐ手段の1つなのです。

食事の小分けには筋肉の分解を防ぐ効果もあります。人の体はエネルギーが不足すると、筋肉を分解してエネルギーに変えます。せっかくトレーニングをして筋肉をつけても、エネルギー不足で分解されてしまったら悲しいですよね。そうならないためにも、こまめにエネルギーが補給されている状態が望ましいのです。

しっかりと食物を消化し、無駄なく栄養素を吸収するためにも、食事の小分けは有効です。一度の食事でたくさん食べても消化吸収が追いつきません。たんぱく質やビタミンなどは一度に処理できる限界もあります。そして、消化作業が追いつかなければ、腸内環境を悪化させてしまいます。

1日3食、または2食という人が多いかもしれませんが、健康的で美しいくびれを目指すなら、4食、5食と分けた方が適しているのは確かです。

小分けにするのは大変だと感じるかもしれませんが、難しく考える必要はありません。普段食事以外に間食をしている人がほとんどだと思いますが、その間食のタイミングを食事の時間に置き換えればいいのです。

美しいスタイルを目指すなら食生活の改善に運動をミックス

食生活を改善するだけでも健康的にダイエットをすることが可能ですが、メリハリのある女性らしいスタイルを目指すのであれば、運動が必要になります。筋肉量が増えれば、代謝がアップしてリバウンドしにくい体なれるというのはよく聞く話だと思うのですが、筋トレのメリットはそれだけではありません。

筋トレをすると成長ホルモンが促進されます。成長ホルモンは加齢とともに減少し、それが老いに繋がると言われています。つまり、筋トレは老化予防になるということ。また、成長ホルモンには脂肪燃焼促進作用があります。体脂肪を燃やしたいなら、筋トレを積極的にするべきだと言えるでしょう。

筋トレをすると血流やリンパの流れが良くなります。体の隅々まで栄養素や酸素が行き渡りやすくなり、老廃物の回収力もアップするということです。むくみや冷えに悩まされている女性は多いですが、筋トレによってむくみにくい、冷えにくい体が作れます。

基礎代謝の6割は筋肉によるものと言われています。筋トレをして筋肉をつければ、さらに基礎代謝がアップ。食べても太りにくい体になれるということです。

太りにくく痩せやすい。そんな夢のような体になるためには、大きな筋肉を鍛えるのが近道。特に女性の場合はお尻や背中といったバックラインを鍛えるのがおすすめです。

お尻を鍛えるとヒップアップができ、砂時計ボディにグッと近づくことができます。また骨盤を正しく自分でコントロールできるようになり、姿勢が改善されます。尿もれ、脚のむくみといった女性に多い悩みを予防、改善することもできます。女性にとってお尻のトレーニングは良いことだらけ。やらない手はありません！

お尻を効率よく鍛えるにはスクワットがおすすめですが、キツ過ぎてできないという人は、階段を上るところから始めてみてください。通勤のときに、百貨店で買い物をするとき、オフィス内を移動するとき、エスカレーターやエレベーターを使わずに階段を使う。これだけでもとてもいいトレーニングになります。

筋トレをすると脚が太くなってしまうのではないか、男性のようなマッチョボディになってしまうのではないかと心配する人がいますが、安心してください。私は週7回、死ぬ気でトレーニングをしても筋肉がつかなくて悩んでいますし、減量して体脂肪がなくなると、こんなにお尻が小さく、脚が細くなってしまうのかと驚きます。

筋トレで太くなる。そんな心配は一切無用です。

今振り返って当時の反省点
牛肉を食べ過ぎて腸内環境を悪化させていた

レベル1当時の私の最大の反省点は、牛肉を食べ過ぎていたこと。ステーキ、シュラスコなどなど。1日に3度牛肉を食べることもよくありました。それまでチーズやクリームといった乳製品が大好きだった私が、肉の美味しさに気がついた時期でもあったのですが、本当に食べまくっていました。

食べ始めた頃は、全身からパワーがみなぎってくるようにも感じましたが、食べ続けていくうちに、まずはオナラが臭くなってきました。やがて、体臭もキツくなり、肌は脂ぎってテカテカに。体も重く感じられ、疲れやすくなりました。

そして驚くほど変わったのが便でした。次第に黒ずんでいき、排便の量が少なくなり、臭いもキツくなってきました。便秘になり、便が出るのは3日に1回。しかも、自分でも嫌になるぐらいの悪臭でした。

当時は、本当に酷い腸内環境になってしまっていたと思います。腸内環境の大切さは広く知られるようになりましたが、腸内環境の悪化はそのまま腸の老化に直結し、それは体のあらゆる部分に影響を及ぼします。美しいくびれ作りのためにも、健康維持のためにも、アンチエイジングのためにも腸内環境を良好に保つ必要があるのです。

腸内環境の悪化を知らせるメッセージの1つが便秘です。便秘になったら、現在の食生活を疑ってみてください。動物性たんぱく質を摂りすぎていたり、食物繊維が不足していたり、不溶性の食物繊維（豆類、キノコ、サツマイモなどに多い）ばかりを食べていたり、自分の体に合わないものばかりを食べている可能性があります。

今思えば当時は鶏むね肉も食べ過ぎていたと思います。食べ過ぎて嫌いになり、今では胸肉は食べません。我ながら極端過ぎますね（笑）。

たんぱく質といえば肉！　という感覚だったのですが、もう少しバランスをとれていたら良かったなと思います。

レベル1・初級者が取り組みたいこと

◉朝食を改善すること

朝の4時～12時までは「排泄の時間帯」、この時間に消化エネルギーを必要とする加熱調理、固形物を摂らないこと。朝は生食のみにする。

Level 2
waist
58cm

waist
62cm 58cm

たんぱく質源の見直し
食事の細部にも気を配る

さらなる高みを目指して次のステップへ

ビキニフィットネスの初めての大会で奇跡的に優勝することができた私は、言葉では言い表せないほど驚くと同時に、心の底から喜びがこみ上げてきました。「ひとつのことを一歩一歩やり続ければ、無限の可能性が開けるんだ！」「自分と未来は変えられるんだ！」と強く思ったのもこのときです。

深い喜びを感じる一方で、優勝するまで10ヵ月という短期間であったことに自分の中で納得がいかず、肉体的にも精神的にも磨き上げられた真のチャンピオンになりたいという気持ちも湧いてきました。

もっと上を目指そう。より深くビキニフィットネスを追求していこう。そう決意して、世界の舞台を目指すための日々が始まったのです。

昨日の自分より一歩だけ前に進んでみよう。そんな気持ちで毎日進み続けるうちに、体だけでなく心までも変わっていくことに気がついた私は、自分を変えてくれたビキニフィットネスを広めたいという思いを強くしました。ビキニフィットネスと聞いたら、世間の誰もがどんな競技かわかるようにしたい。そんな夢まで持つようになりました。

そして、ビキニフィットネスへの認識が「よく知らないもの」から、「いつからでも、やってみたいと思った瞬間から始められる、誰でも楽しめる競技」に変わってくれればと、心の底から願いながら活動するようにもなったのです。

一人でも多くの人に興味を持ってもらい、実際にチャレンジしたいと思ってもらえるように、メディアやSNSでの情報発信も積極的に行うようになりました。

レベル2当時の食事の取り組み

※詳細は23～26ページ参照

◉いろいろな食品からたんぱく質を摂るべく魚を食べる

◉ご飯に雑穀を混ぜる

◉砂糖を極力摂取しない

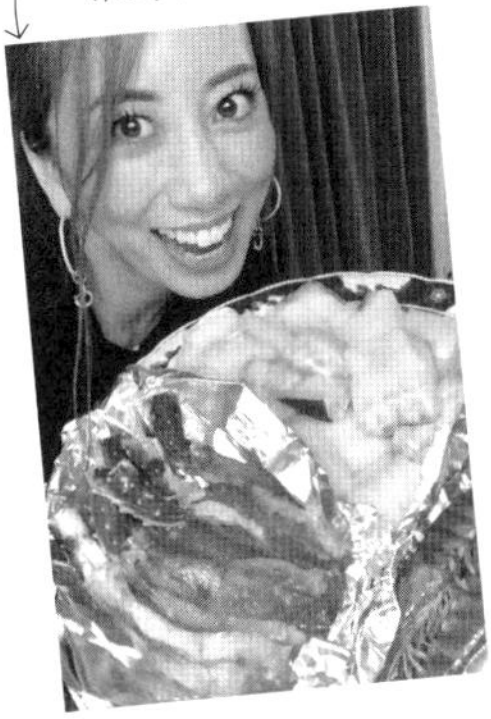

脂質の少ないカニ、タラ、エビを選択

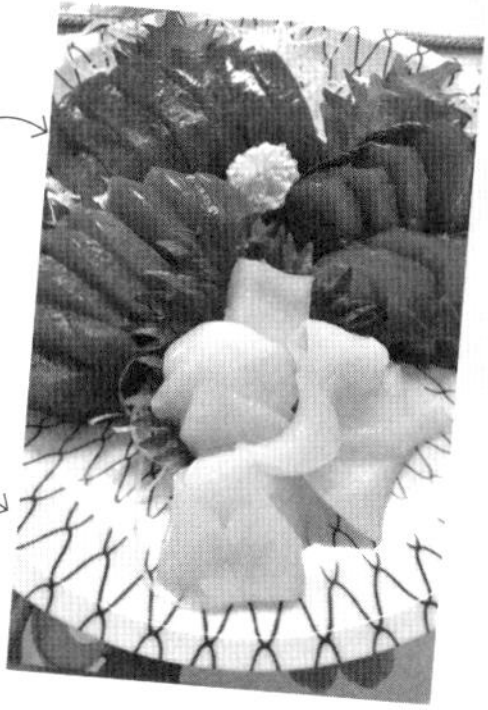

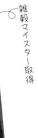

マグロ赤身、イカ

お刺身は定番メニュー

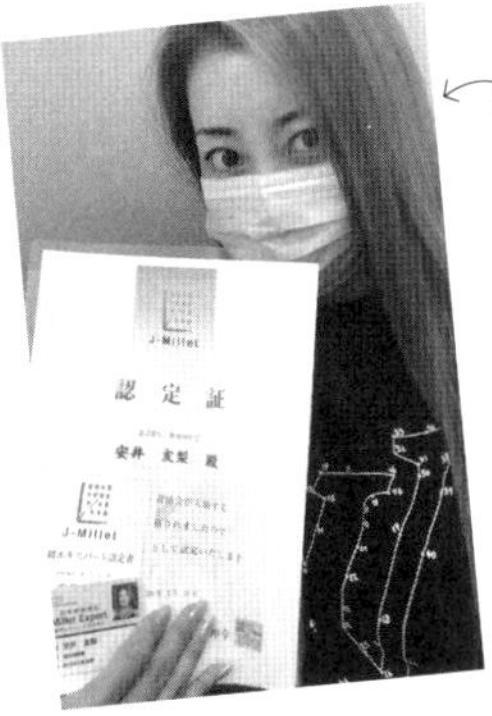

雑穀マイスター取得

FAVOLINK商品開発

◉黒美米
◉馬肉ハンバーグ
◉カレー
◉エクシードシャンプー&トリートメント
◉トリートメントヘアオイル

資格取得・習い事

◉社交ダンス
◉雑穀エキスパート
◉ローフードマイスター

トレーニングの取り組み

◉パーソナルトレーニングは週3回に

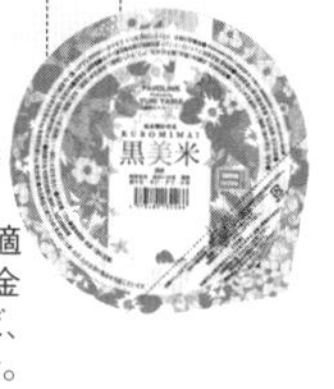

「黒美米」
ダイエットとアンチエイジングに適した7種の雑穀（発芽玄米、金のいぶき、黒豆、黒千石、キビ、アワ、小豆）を黄金比率で配合。

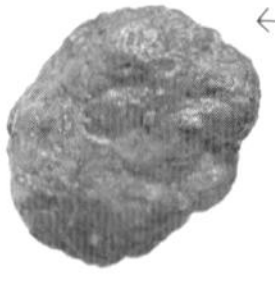

「馬肉ハンバーグ」
脂質が牛肉の¼の馬肉を厳選使用。舞茸を合わせることで腸内環境を整え、ダイエットに最適。

「カレー」
こだわり抜いた13種類の本格スパイスを使用。代謝アップや抗酸化、血流改善など美容効果万全。1食につきたんぱく質20.3g、脂質は1食6.5g。馬肉ハンバーグ、葉野菜と食べるのが安井流。

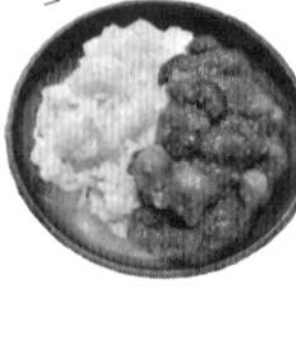

レベル2当時に食べていた
ハンバーグ丼弁当
（黒美米＋馬肉ハンバーグ）

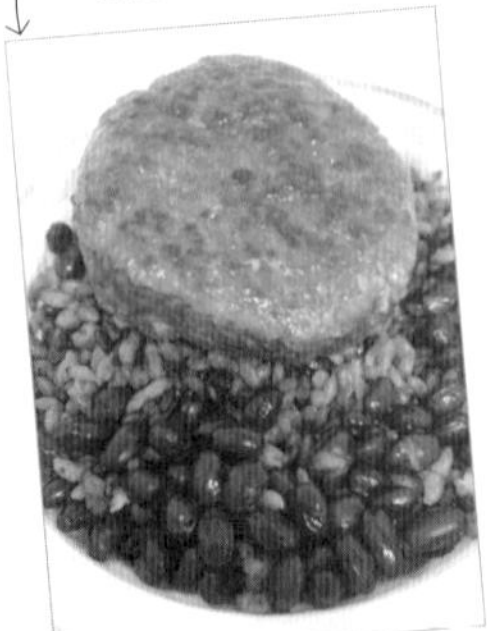

現在は馬肉ハンバーグ＋
生野菜が基本

進化のために食もトレーニングもアップデート

多くの人にビキニフィットネスを知ってもらうために、何としても世界の舞台で結果を残して、競技への注目度を高めたい。そのためには、もっと成長しなくてはいけません。

次の目標は、全体的な筋肉量アップとウエストを絞って60㎝以下にすること。今までのやり方を続けていても大きな進化は望めません。

思い切った改革が必要だと感じた私は、トレーニング量を増やすとともに、表現力を高めるために社交ダンスを習い始めました。そして、食については自分から積極的に学ぶことを決意。資格取得自体が目標というわけではなかったのですが、食を学ぶためにさまざまな講座を受講するようになりました。そして、自分が学びで得たものはＦＡＶＯＬＩＮＫでの商品開発にも活かされていきました。

大切なのは昨日の自分に勝つことです。自分との戦いを繰り返して、1日1勝を積み重ねていくと、1年後には今の自分を圧倒することができます。

継続の秘訣は、欲張らず、昨日の自分より一歩だけ前に進むことを心がけること。そして、今日やれることを精一杯やることです。

さあ、今日も昨日の自分に勝ちましょう！

牛肉・鶏肉・卵だったたんぱく質源を魚介類メインにチェンジ

レベル1のパートでも書いた通り、ビキニフィットネス1年目の私のたんぱく質源は肉、肉、肉、そして卵といった感じでした。ダイエット食の定番とされているサラダチキンは食べ過ぎて嫌いになってしまうぐらい食べていましたし、毎晩のように赤身のステーキを食べていました。そしておやつの定番は、ゆで卵です。

確かに数字上のたんぱく質摂取量は爆上がりしましたが、便秘に悩まされ、便も体臭も匂いがキツくなってしまいました。特に牛肉については、どう考えても自分の体に合っている気がしません。そこで、たんぱく質のメインを魚介類に変更することにしました。

魚介類の食べ方は、生（刺し身）、焼く（焼き魚など）、蒸す（ホイル包みなど）、煮る（煮魚など）などがありますが、夜に関しては生食を意識しました。種類は貝類、マグロ赤身、カツオ、白身魚など低脂質のものをチョイスし、昼については生→蒸す→煮る→焼くという優先順位（なるべく焼くは選択しない）で食べるようにしていましたが、結論としては加熱せずに生で食べるのが一番のおすすめになります。

腰の柔らかさを極める練習

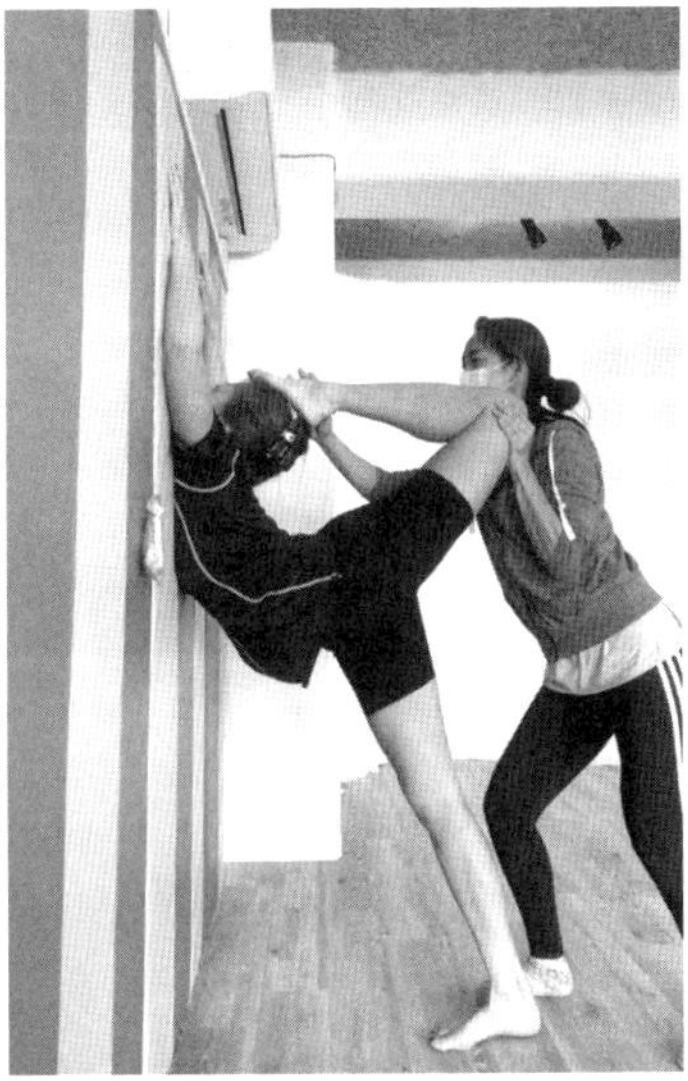

魚にはＥＰＡ（エイコサペンタエン酸）、ＤＨＡ（ドコサヘキサエン酸）という不飽和脂肪酸が多く含まれています。いずれも血中の中性脂肪や悪玉コレステロールを減らし、血流を改善する効果があります。さらに、脂肪燃焼をサポートまでしてくれる非常に優秀な栄養素なのですが、加熱によって損失してしまいます。特に焼いたり、揚げたりすると大きく減少してしまうので、火を通す場合は蒸す、茹でるといった高温にならない調理方法がおすすめです。

脂質は過度に摂取しないよう注意するべき栄養素ではあるものの、ゼロにしていいものではありません。脂質には体の中で作ることができない必須脂肪酸が含まれていて、細胞膜の成分やホルモンの材料になっているからです。

魚や植物から摂れる脂質は良質で体内で不足しがちなもの。一方、肉類や乳製品に含まれる脂質は過剰摂取しやすく、生活習慣病の原因になるとされています。

たんぱく質の摂取源を肉中心から魚介類中心に。これだけでも、腸内環境は良化します。美味しい魚で美しいくびれを作っていきましょう！

砂糖はなるべく摂取せず ゼロカロリー製品は食べない

糖質オフはしない私ですが、砂糖はできるだけ摂取しないようにしています。白砂糖で得られるのは甘味のみ。ビタミンやミネラルなどは含まれていません。カロリーは高く、血糖値も上がりやすい。ダイエットの天敵ともいえる存在です。

砂糖をなるべく摂取しないために、私の家には砂糖がありません。甘味をプラスしたいときは砂糖ではなく、甘酒を使っています。

改めて言うまでもなく、市販のお菓子類には砂糖がたっぷりと含まれています。私が大好きだったシュークリームやクリームパンにはもちろん、アイスクリームやケーキ、クッキー、餡《あん》子《こ》にも砂糖がたくさん使われています。砂糖をなるべく摂らないようにしようと思ったら、市販のお菓子類は避けなければいけません。

和食にはヘルシーなイメージがあるかもしれませんが、煮物には砂糖がたっぷりと使われているので気をつけましょう。

砂糖は摂りたくない。でもお菓子は大好き。そんな私がこだわって作ったのが砂糖不使用の

「おはぎケーキ」（ＦＡＶＯＬＩＮＫ）なのです。

カロリーがゼロなら大丈夫なのではないかと、ゼロカロリー飲料を好んでいたこともあったのですが、この頃からゼロカロリー食品を一切摂らなくなりました。ほとんどのゼロカロリー食品には人工甘味料が使われていますが、甘味への強い依存や腸内環境の悪化に繋がることがわかり、摂らないようになったのです。ちなみにゼロカロリー、カロリーゼロ、ノンカロリーという表記をされている食品も、不思議なことに全くカロリーがないわけではありません。飲料１００㎖（食品１００ｇ）あたり5キロカロリー未満であれば、ゼロカロリー、カロリーゼロ、ノンカロリーと表記できるのです。

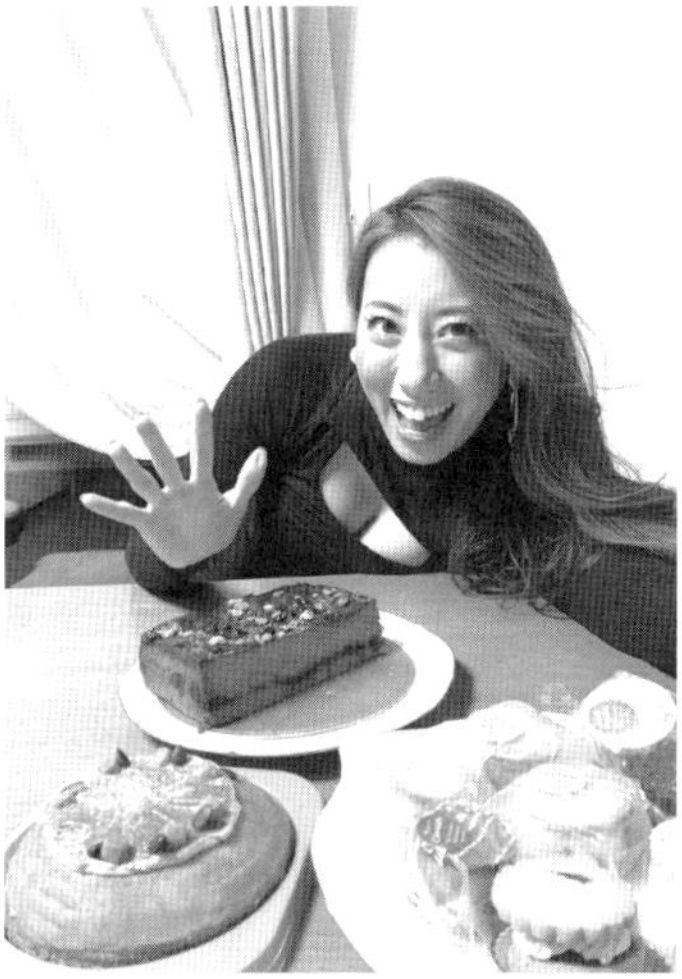

太らないスイーツ開発初期。オイルあり、砂糖なし、米粉の時代

同じように、ローカロリー、ノンオイルと表記されたドレッシングにも注意が必要です。脂質を減らすと旨味が落ちるため、糖質や塩分を増やすことで味を整えているものが多く、カロリーやオイルは抑えられても、糖質や塩分が過多になってしまうことがあるのです。

食品を選ぶときは、大きな表記だけでなく、細かな成分もチェックしましょう。

糖質は低ＧＩをより意識 迷ったら黒美米を

糖質は体にとって必要不可欠な栄養素。糖質制限をするダイエットにチャレンジする人は多いのですが、心身に大きな負担をかけるものです。私は全国でセミナーを開催していますが、「糖質制限で体調を崩した」「リバウンドしてしまった」という話をよく耳にします。

私はもともと炭水化物や甘い物が大好き人間。炭水化物を抜く減量にもチャレンジしたことはありますが、ストレスで円形脱毛症になり、情緒も不安定になってしまいました。仕事のパフォーマンスもかなり低下してしまっていたのではないかと思います。

そんなこともあって、私は糖質を極端にカットするようなことはせず、食べ方や選び方に注意してしっかり炭水化物を食べています。

注意している点の１つがＧＩ値。ＧＩとはＧｌｙｃｅｍｉｃ Ｉｎｄｅｘ（グライセミック インデックス）の略で、食品に含まれる糖質の吸収度合いを示すものです。ＧＩ値が高いほど血糖値は急激に上がりやすく、ＧＩ値が低いほど血糖値は穏やかに上昇します。精白米よりも玄米のほうがＧＩ値は低いですし、同じご飯でもあつあつの状態よりも冷やご飯のほうが、ＧＩ

値が低くなります。どうして冷やご飯はGI値が下がるのか。ご飯のデンプンが冷めるとレジスタントスターチと呼ばれる、食物繊維と同じ働きを持つ成分が増えるからです。

また、米にはアミロースとアミロペクチンというデンプンが含まれているのですが、このうちアミロースの含有率が高い米は血糖値が上がりにくいという特徴があります。もち米のアミロース含有率はほぼ0％。一般的な日本の米はアミロースを17～22％含んでいて、アミロース含有率が25％以上になると、高アミロース米とされます。ちなみにタイ米のアミロース含有率は30％。実際タイ米を食べると血糖値の上がりにくさを感じます。

雑穀を混ぜるのも血糖値の急上昇を防ぐ有効な手段です。私は雑穀エキスパートの資格を取り、試食を繰り返してたどり着いた、玄米に雑穀、豆を味も含めてベストバランスで混ぜたものを炊いて、いつでも食べられるようにと冷凍していました（P.22参照）。

しかし、この作業がだんだんと面倒になり（笑）、もっと手軽に食べられるようにしたいという思いで開発したのがＦＡＶＯＬＩＮＫの「黒美米」です。発芽玄米、玄米（金のいぶき）、黒米、黒千石、小豆、きび、あわの7種類を私が考える黄金比で配合しました。糖質を制限しないダイエットをしたいという人にはとてもおすすめです。

毎日食べているご飯やパン、パスタといった炭水化物を「黒美米」に置き換えるだけでも、健康的で美しいくびれに近づけるはずです。

コルセットの着用でウエストをさらに絞り寸胴体型を解消へ

ビキニフィットネス日本一を目指す取り組みで、人生で初めて自分の割れた腹筋を見ることができました。「腹筋が見えて嬉しい！」とは思ったのですが、同時にいまいち細さを感じないモヤモヤした自分もいました。腹筋は見えるのに、細くないのはどうしてだろう。

その理由は肋骨の開きにありました。胸骨の下端を頂点に左右の肋骨の一番下の部分が成す角度は肋骨下角とも言われますが、当時の私はこの角度が１００度くらいありました。しかし、世界を舞台に活躍している選手を見ると、皆この角度が70度ほどだったのです。

そして肋骨と骨盤の距離の近さも問題でした。皆さんも脇腹に拳を当ててみてください。骨盤と肋骨の間に拳がすっぽりとおさまるでしょうか。拳1つ分、隙間があるかないかという人が多いと思うのですが、世界で戦おうと思うのであれば、骨盤と肋骨の間に拳1・5個のスペースが必要だと気がついたのです。

肋骨を締めて、骨盤と肋骨の間を広げる。世界を目指すために私が始めたのがコルセットの装着です。以降、世界中からさまざまなコルセットを取り寄せては試し、最終的には

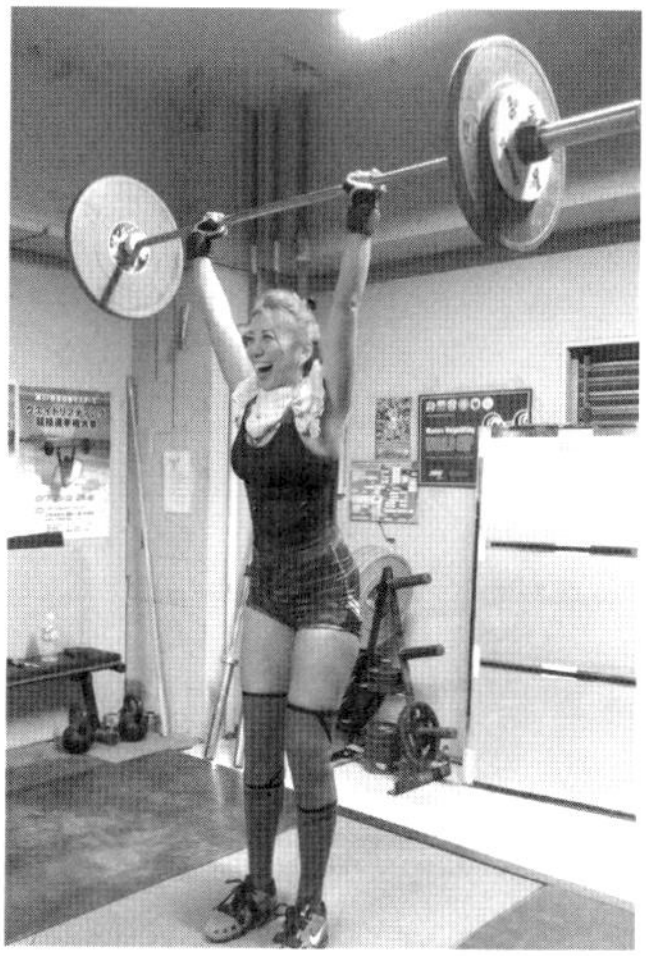

コロナ禍でジムに行けなくなり、築地のウエイトリフティング場にて

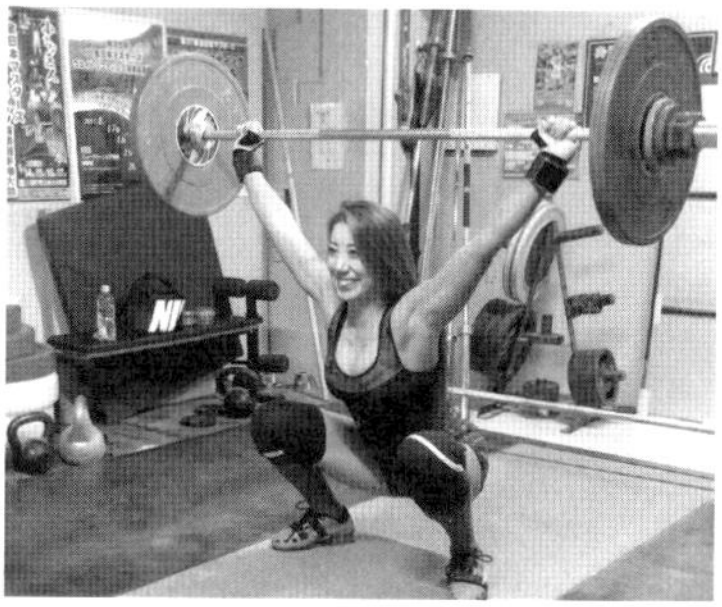

FAVOLINKで「ウェストシェイパー」を開発することにもなりました。

どうして、肋骨が開いて骨盤と肋骨の距離が短くなってしまうのか。日常生活中の不良姿勢や呼吸の浅さ、体幹部の筋力低下や柔軟性の低下が主な原因です。私の場合は、長年にわたる長時間のデスクワーク（姿勢を意識することなく、背中を丸めた状態でデスクワークをしていました）と、圧倒的な運動不足が原因だったと思います。

私は姿勢を意識しないと背中が丸まってしまう典型的な猫背でしたが、コルセットを着用することで、徐々に改善していきましたし、正しい姿勢を見直すきっかけにもなりました。

体幹はもちろん、肩甲骨周辺や股関節周辺の硬さも、骨盤と肋骨の距離を縮めてしまう原因になるので、さらにストレッチに力を入れるようにもなりました。

一朝一夕で効果が出るわけではありませんが、毎日コルセットをつけていれば、3ヵ月くらいで効果を実感し始め、半年から1年が経過すれば、数字にも見た目にも効果が現れてくると思います。肋骨を締めて、脱・寸胴体型を目指しましょう。

筋肉がないと痩せても美しくはなれない

健康的で美しいくびれを手に入れるためには、やはり筋肉も大切です。何もしていないと女性の筋肉量は20歳がピークに、年々減少していくと言われています。アスリートではない一般の女性は、男性よりも早く筋肉量が減少し始めます。特に落ち方が顕著なのは、下半身。筋肉が減りやすい一方で、脂肪がつきやすい場所でもあります。

美しいくびれ作りには、姿勢の美しさも重要になりますが、姿勢の維持には筋肉の力が欠かせません。単純に体重を落としても、美しくはなれないのです。

筋肉をつけることは、そのまま体力アップに繋がります。すなわち、筋肉がある体は、疲れにくい体ということ。筋肉量が減少していくと、それに比例して疲れやすくなり、さまざまな活動が億劫になります。そもそも筋肉量が少なければ基礎代謝量も少ないのに、活動量が減れば一日の消費カロリーはますます少なくなってしまいます。つまり、太りやすい体に向かうループにはまってしまうというわけです。

また、腹筋や横隔膜などの筋力が弱まると、腸の働きが悪化することがあります。腸の働

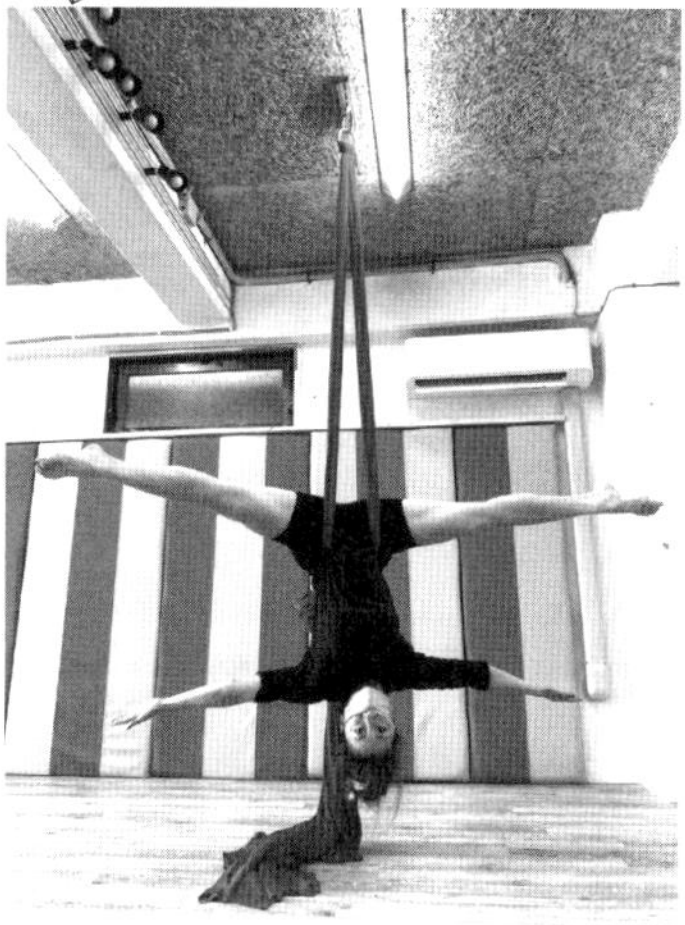

血流を良くし、
倒立の練習

きが悪くなり、便秘になります。便秘によって老廃物が腸内に滞ると、有害物質が腸管から再吸収されて、血管内に流出することに！　結果、体調不良を引き起こしたり、肌が荒れたりしてしまいます。美肌のためにも筋肉が必要なのです。

筋肉量が増えたことで、私は冷えに悩まされることがなくなりました。以前は体温が常に35度台。夏でも靴下を2枚重ねて履いて寝るほどの冷え性でした。

職場では一年中、足元にヒーターを置いて仕事をしていたほど。サウナやホットヨガに行っても、なかなか汗が出ない体でした。

極度の冷え性が、筋トレによって改善。平熱は36度台の後半まで上がり、今では冬でもノースリーブでいられるぐらいです。血液の循環が良くなり、免疫力が向上したからなのか、風邪もひかなくなりました。ビキニフィットネスに挑戦する以前の私からは想像できないほど、健康な体を手に入れることができました。

私も運動嫌いでしたから、運動へのハードルを高いと感じる人の気持ちはわかります。少しずつで構いません。体を動かす時間を増やしていきましょう。

高たんぱく・低脂質・高ミネラル スーパーミート「馬肉」に出会う

牛肉まみれの生活を改め、魚介類中心の生活をスタート。一方で、より良い肉、より自分の体にフィットする肉はないかと、さまざまな肉を試すようにもなりました。

猪、鹿、カンガルー、ダチョウ、ヤギ、ワニ、七面鳥、鴨などなど。全国各地からあらゆる肉を取り寄せては、一定期間（3週間ほど）食べ続けて体の変化も記録しました。

その中でこれは凄いと感じてお気に入りとなったのが馬肉です。馬肉は高たんぱく、低脂質、高ミネラル、そして低カロリー。脂質は牛肉や豚肉と比べると、およそ半分。カルシウムは牛肉や豚肉の約3倍含まれていて、鉄分は豚肉の約4倍で、鶏むね肉の約10倍。鉄分に関しては、ほうれんそうやひじきよりも豊富です。

ステーキ、ローストビーフ、ハンバーグ、馬刺し、ユッケとさまざまな形で馬肉を食べる生活が始まりました。冷凍して、保冷バッグに入れて会社にお弁当として馬肉を持参していたのですが、保冷のための氷がとにかく重い。トレーニングでウエイトを担いでいる私でも肩がどうにかなりそうでした（笑）。

常温で運べて、手軽に食べられる馬肉がほしい。FAVOLINKで馬肉製品を販売しようと考えたのですが、〝常温〟のハードルが想像以上に高く、なかなか開発をするパートナーさんを見つけることができないでいました。

そんなときに、テレビ番組の収録でゴルファーの古閑《こが》美保さんと出会います。ダイエットがしたいという話で、トレーニングを見させて頂くことになったのですが、食事をご一緒したときに、古閑さんの地元・熊本の馬肉を持ってきてくださったのです。その馬肉がとても美味しく、生産者の方を紹介してもらい連絡してみると、なんと「常温でできますよ」というご返事があったのです。奇跡のような出会いに感激しました！

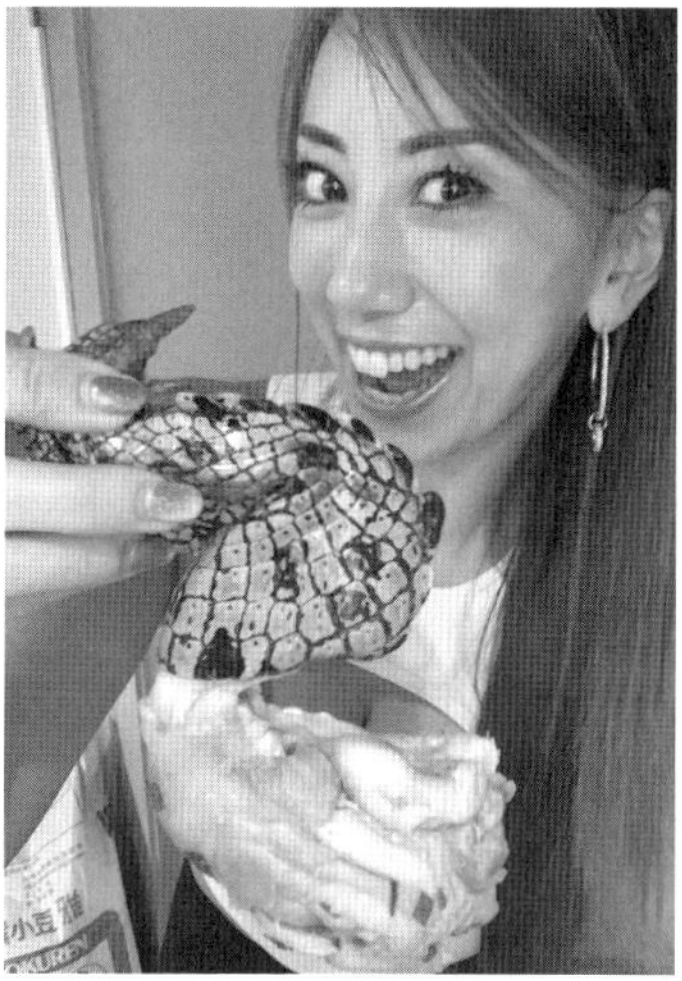

鶏肉、猪、鹿、カンガルー、ダチョウ、ワニ、やぎ、このあたりをローテーションさせていた時期

こうして、保存料・着色料不使用で常温保存が可能な「馬肉バーグ」が誕生しました。「馬肉バーグ」は、今でも私の食生活に欠かせない貴重なたんぱく源です。

最近は、鹿や猪などのジビエ肉も手に入りやすくなりました。牛肉や豚肉だけにとらわれず、自分の体や腸内環境にフィットする肉を探してみてはいかがでしょうか。

大根おろし、大葉、生姜、みょうが体にいい薬味のすすめ

薬味とは料理に少量加える香辛料や香味野菜のこと。料理の香や味を引き立てる存在であり、薬味によっては消化のサポート、血流促進といった効果が期待できます。

美しいくびれ作りのためには、なるべく調味料を控える必要があります。しかし、味が薄いと物足りない、食欲がわかないという人もいるかもしれません。そんなときに、活躍してくれるのが、薬味なのです。

24ページで紹介している「たらの大根1本おろし鍋」にも登場していますが、私がとても気に入っていてよく活用している薬味の1つが大根おろしです。

大根には、デンプンを分解するアミラーゼ、たんぱく質を分解するプロアテーゼ、脂質を分解するリパーゼという酵素が含まれています。これらの消化酵素は大根の細胞壁を壊すと増えるとされているので、大根おろしは酵素を十分に活用して消化をサポートするのにとても適した食べ方。肉や魚を食べるとき、うどんやそばを食べるとき、大根おろしをたっぷりのせれば、消化をスムーズにできるのです！

また、大根には辛味成分のイソチオチアネートが含まれています。このイソチオチアネートは大根を切ったり、おろしたりすることで生成されるのですが、非常に優れた抗酸化力を持っています。大根おろしはアンチエイジングにも効くというわけです。さらに、大根おろしには水分が多く、カロリーが低いという特徴があります。料理のかさを増すのに活用すれば、食べ過ぎを防ぐことができます。

大葉はさまざまな栄養素を含んだ、スーパーな存在です。体内でビタミンAに変わるβカロテンの含有量は野菜の中でトップクラス。そのほか、必須アミノ酸の一つで細胞膜の材料になるαリノレン酸、コラーゲンの生成に欠かせないビタミンC、抗酸化ビタミンの代表であるビタミンE、ポリフェノールの一種で、免疫機能を正常化させるロズマリン酸など、美しくなるために欠かせない栄養素が豊富です。

生姜に含まれるジンゲロールは、血行を促進し、内臓の機能を強化。さらに、胃腸の働きを活発にする効果もあり、消化を助けてくれる存在です。

みょうがの香り成分であるα-ピネンには、血行促進効果やリラックス効果があります。また、辛味成分のミョウガジアールには抗菌作用が、赤い色素成分のアントシアニンには抗酸化作用があります。そのほか、ビタミン、ミネラルも豊富です。

薬味の力を借りて美しさ、若々しさを手に入れましょう。

今振り返って当時の反省点
デトックスへの意識がまだ不足していた

牛肉、砂糖、ゼロカロリー食品などを食生活から排除したことで、以前に比べれば腸内環境は良化。便秘に悩まされることも少なくなりました。

健康を害するもの、腸内環境を悪化させるものは食べなくなったものの、現在と比べると、積極的にデトックスする意識、腸内環境をより良くしようとする意識は、まだまだ足りなかったかもしれません。この後、自分で腸内環境や発酵、スパイスについて学び、体内の毒出しをより積極的に行っていくことになります。

体に悪いものをなるべく入れないようにすることは大切なのですが、それと同じように入ってきた悪いものを素早く排出する意識も大切なのです。

また、この頃は大会に向けての減量期と大会後のオフシーズンでのメリハリがあり過ぎでした。減量期こそストイックな食生活を送っていましたが、オフシーズンになると、大好物のシュークリームを含めて好きなものを好きなだけ食べてしまい、食生活が乱れ、今と比べるとオフ期のコンディションはかなり悪かったように思います。

現在はオンシーズンとオフシーズンで食生活に基本的な違いはありません。違いといえばオフシーズンは白米を1日に3合食べるなど糖質摂取量が増え、その分トレーニングを強化する。オンシーズンは白米を玄米に変え、量も減らす。糖質を減らした分、野菜を増量して満足感はキープするイメージです。結果、減量は以前よりもスムーズで、無理なく体重が落ちていくようになりました。常にコンディションを高い位置でキープしようとする意識がとても大切だということを、文字通り身をもって学んだとも言えるかもしれません。

ストレスを発散しているつもりのチートデイが、体にダメージを与える結果になり、結局メンタルにも悪影響を及ぼしてしまうことも多々あるので、皆さんも注意してください。

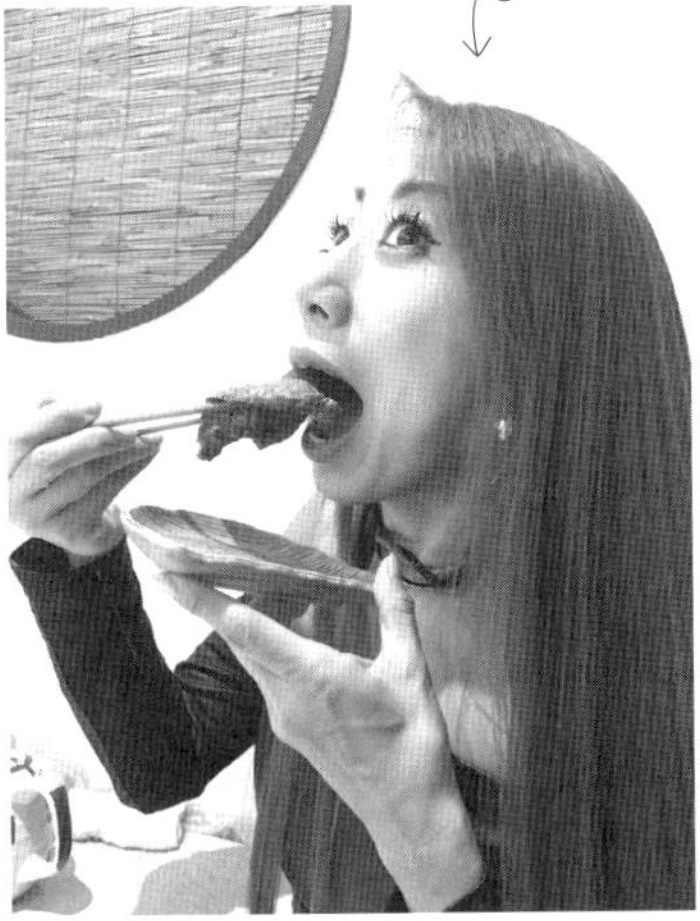

大会終了後、ご褒美の焼肉へ！今は牛肉は食べずに、海鮮や馬肉を出してもらってます。

レベル2・中級者が取り組みたいこと

◉加熱食を減らすのではなく生食を多くする。
これまで親しんできた加熱食や加工食品をすぐにやめるとストレスになる人もいるので、止めるのではなく、生食を加えていきます。例えば、これまでの食事に生野菜（サラダ、果物など）を加えるなど。

Level 3 waist 53cm

waist 58cm > 53cm

腸内環境を改善し世界基準のウエストへ

世界の舞台で結果を出すべく試行錯誤の日々

勤務先が名古屋から東京支店に変わり、生活環境も大きく変わったのがレベル3のタイミングです。

トレーニングはゴールドジムで武井（郁耶）コーチに見て頂くことになり、頻度も週に5回に。土台ができていたこともあり、レベル1、レベル2の頃と比べるとかなりトレーニングの量が増えることになりました。

名古屋にいた頃には近隣に習える場所が少なかったこともあり、興味があっても手を出せずにいた習い事に、とにかく挑戦してみたのもこの頃です。

ピラティスやヨガ、ベリーダンス、ポールダンス。それ以外にもロシアバレエ、ジャイロキネシス、ヒールダンス、コンテンポラリーダンス、ラテンダンス、笑顔のトレーニング、メンタルコーチング、初動負荷トレーニング、開脚教室など、さまざまなことにチャレンジしました。週末は習い事を7件はしごする時期もありました。

始めたら少なくとも1年は継続するのが私の流儀。継続してみないと、体にどんな変化が起こるかを正確に検証できないからです。

当時は日本チャンピオンではあったものの、世界の舞台でなかなか結果を出せずにいたこともあり、足りないピースを探すべく、試行錯誤を繰り返していました。

試行錯誤が形になったのが、２０２１年と２０２２年の世界フィットネス&ボディビル選手権 ビキニフィットネスの準優勝です。２０２１年時のウエストは55㎝、２０２２年時のウエストは53㎝でした。

レベル3当時の食事の取り組み

※詳細は27～30ページ参照

◉発酵食の活用（発酵ライフ推進協会にて、発酵ライフアドバイザーPROを取得）

◉スパイスの活用

◉生食の割合アップ

是友麻希先生の発酵料理教室でお勉強

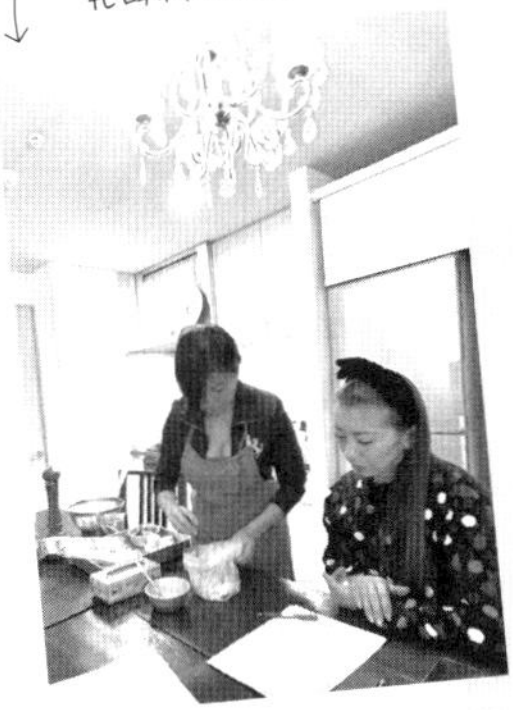

砂糖・油不使用で発酵の旨みが効いた絶品料理

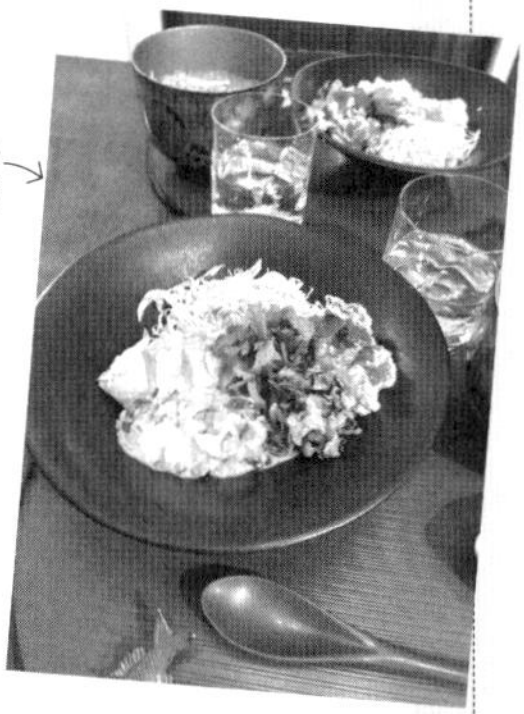

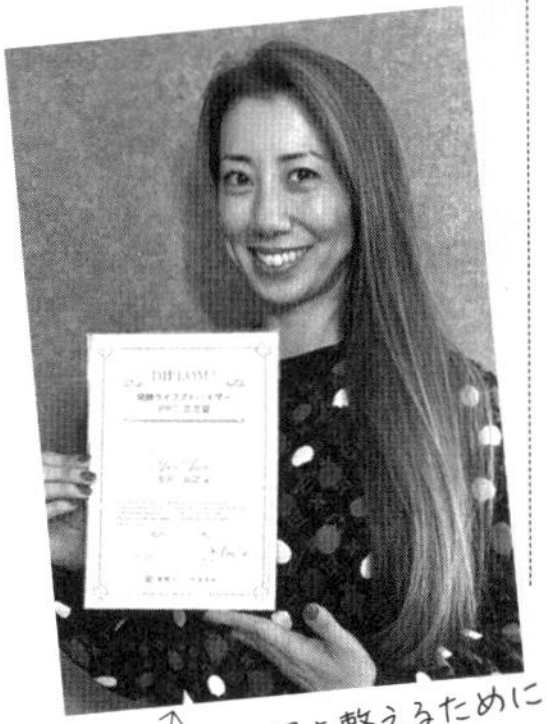

腸を整えるために、発酵食を極めた

「FAVOLINK商品開発

- ◉エクシードベルト
- ◉入浴剤
- ◉スキンケアオイル
- ◉赤汁

資格取得・習い事

- ◉美腸プランナー
- ◉ストレッチ教室
- ◉ベリーダンス
- ◉発酵マイスター
- ◉ピラティス、ヨガ
- ◉ポールダンス

トレーニングの取り組み

- ◉トレーニングは週5回

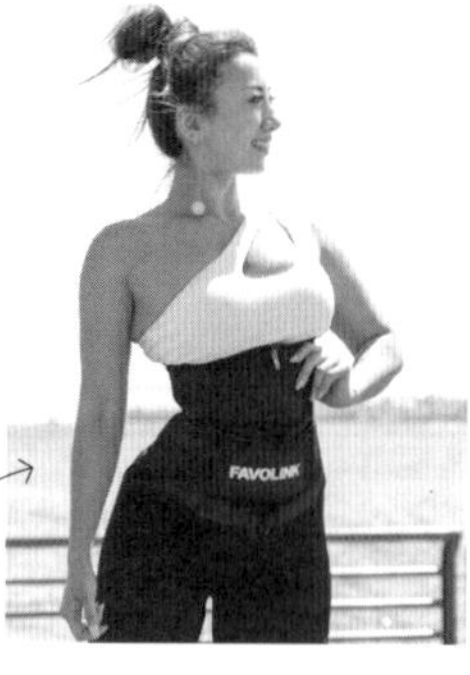

「エクシードベルトシリーズ」
あばらだけでなく、ウエスト部分の補正力もある上、4つのホックとジッパーでつけ外しもらくらくのハイブリッド構造。

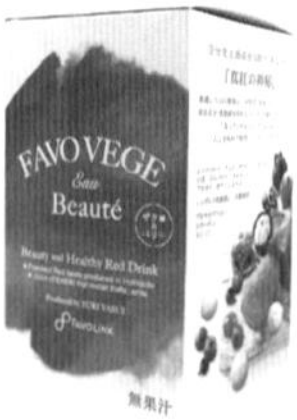

「FAVOVEGE Eau Beaute（赤汁）」
厳選した100種類以上の野菜・果実・スーパーフード・美容成分・乳酸菌を原料にした人工甘味料不使用の赤汁。美容と健康に必要な栄養素が同時に摂れる！

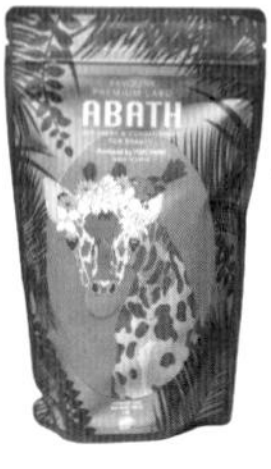

「ABATH 薬用　中性重炭酸入浴剤」
炭酸ガスが水素イオンと重炭酸イオンに分離してお湯に溶け込むから、ガスが逃げない。だから入浴後も長時間温まった状態を維持。

デトックス力を高める

レベル2当時の反省点でも書いたことですが、それまでの私は何を食べるか、食べないかには気を配っていたものの、〝どう出すか〟というアプローチはできていませんでした。

体内に入れるものにこだわることはとても大切ですが、現代社会で生きる以上、いくら注意していても体に悪いものをゼロにすることはできません。また、いくら良いものでも、体内で滞留している間に腐敗して有毒物質になることもあります。つまり、デトックス力を高めることがとても重要だということです。

「腸内環境がすべて」と言い切る武井コーチのアドバイスを受け、自分の腸内環境としっかりと向き合い始めたのもこの時期です。

ミキサーで撹拌したあと
冷蔵庫で冷やしてもおいしい

特製スパイスかぼちゃスープ

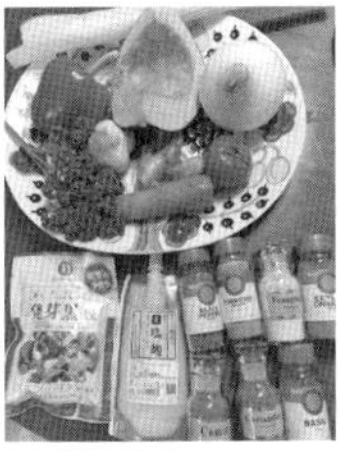

相性が良いもの

パプリカパウダー・シナモン・有機クミン・有機コリアンダー・ターメリック＆ブラックペッパー（常にセットで!!これで抗炎症効果2000倍!）各小さじ½

材料・作り方

1. かぼちゃ¼個、にんじん1本、たまねぎ1個はミキサーに入る大きさに切って、蒸す。※ラップに包み、電子レンジ（600W）で3分ほど加でもOK
2. ミキサーに、1、りんご¼個　にんにく・生姜各適量　、豆乳（または水）200mℓ、スパイスを入れてなめらかになるまで撹拌する。
3. 鍋に2、一口大に切ったトマト・パプリカ各1個　、蒸し黒豆（またはひよこ豆水煮）200gを入れて、弱火にかけて温める（沸騰させない）。
4. 火を止めてから塩麹大さじ1で味を調えて、器に注ぎ、黒こしょう、黒ごま、パセリ・セロリ適量（各みじん切り）をかける。

ガスを入れない、作らない そして、しっかりと出す

なるべく牛肉や砂糖を摂らないようにしたことで、以前に比べれば腸内環境が良くなったのではないかと感じていたものの、ガス腹、便秘、下腹のはり感、胃腸の疲れがなかなかなくならずにいました。それとは向き合わずに、毎年の減量をすることに違和感を覚え、健康診断の際に腸を調べてみることにしました。

検査の結果、私は腸が人一倍長いことが判明。腸が長いからガスが溜まりやすく、腸内で腐敗しやすい。減量をすると便秘が起こりやすいということがわかったのです。

腸が長いことを嘆いても仕方ありません。私はお腹のガス対策に着手しました。対策は大きく3つ。「入れない」「作らない」「出す」ことです。

ガスが入ってしまう、ガスを作ってしまう原因は、調理方法と食材にあります。

まず、揚げる、焼くといった高温加熱調理は基本的に避けなくてはいけません。次に食材。ヘルシーとされているものでも、ガスが溜まりやすい食材は多々あります。

何を食べたか、食べた後どうだったかを記録していった結果、牛肉以外にも、オートミール、

乳製品、納豆、ブロッコリー、きのこ、さつまいも、りんご、バナナ、桃、炭酸水を摂ったときにガスが溜まりやすい傾向があることがわかりました。これらの食材を健康のために摂っている人もいるのではないでしょうか。

もちろん、腸内環境によって個人差があるものですが、私と同じようにガス腹、便秘、下腹のはり感、胃腸の疲れに悩まされている人は、一定期間、これらの食材を避けてみてください。もしかしたらあなたの悩みの原因かもしれません。

ガスを出すためにはデトックス効果のある食材を摂る必要があります。解毒作用のある野菜や果物は、毒素を細胞から引きはがしてくれます。はがれた毒素は、便、尿、汗から体外に排出されます。食べるだけで毒を出してくれるのですから、嬉しい限り！

ガスを出すための食材としておすすめなのが、硫化アリル、亜鉛、セレン、食物繊維を含む食材です。玉ねぎ、ニンニク、ねぎ、トマト、オクラ、玄米、大豆、海藻などがこれに該当します。

目的は解毒なので、農薬不使用のものが理想です。私もこの頃から、農薬不使用の野菜を全国の農家さんから段ボールで取り寄せるようになりました。

27ページではデトックスを促進する「毒だしハーブサラダ」のレシピを紹介しています。ぜひ参考にしてみてください。

ウエストの細さをネクストレベルに導く「エクシードベルト」を開発

肋骨を締めるためにコルセットの着用を始めた話を、レベル２で書きました。世界中からいくつものコルセットを取り寄せて試してみたのですが、結局のところ、どれも帯に短し襷《たすき》に長しといった印象で、しっくりとくるものが見つかりませんでした。そこで、『ＦＡＶＯＬＩＮＫ』で私が納得できるウエストシェイパーを開発することにしたのです。

「エクシードベルト」の開発をスタートしたのは２０１８年。ロシアに修行に行き、有名なコーチや世界チャンピオンのレッスンを受けたことがきっかけになりました。「これからのビキニフィットネスはウエストが細くなくては勝てない」とコーチも選手も口を揃えていいました。そして、「あなたは今、コルセットをつけているの？　トレーニング中も仕事中も常につけていなければダメよ」と、あちこちで言われたのです。

自分の体に合うコルセットを作り、常に身につけるようにしなければ。その思いを強くして帰国。すぐに「エクシードベルト」開発に着手したのです。

加齢とともに肋骨は開きやすくなります。特にデスクワークが中心の方は注意が必要です。

重量挙げトレーニングで
自己ベスト更新

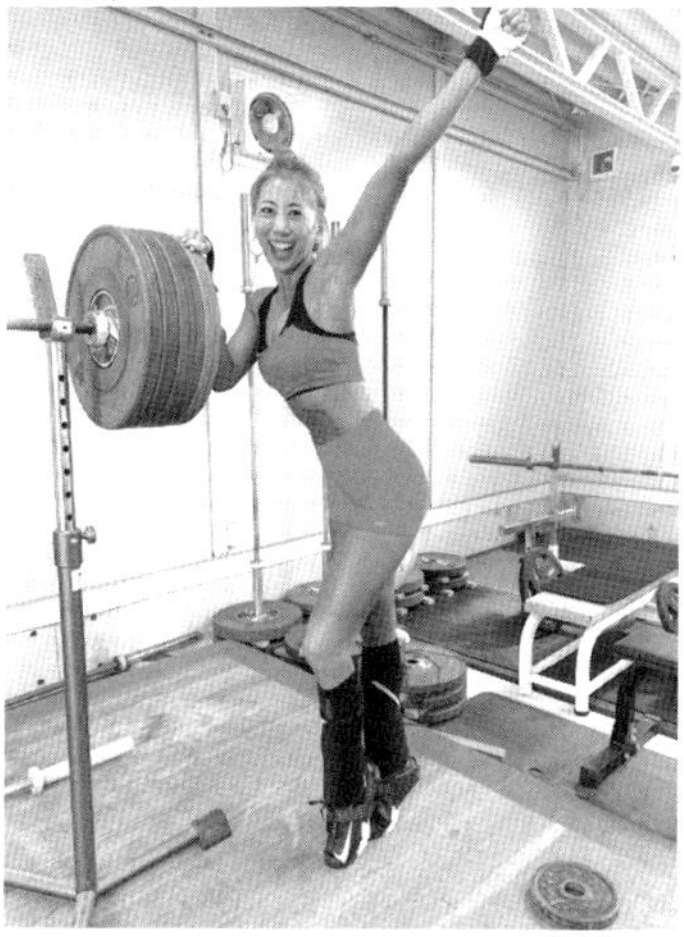

私は銀行員時代、毎日長時間デスクワークをしていました。そもそも長身がコンプレックスで猫背だったこともあり、背中が丸くなりやすい。悪い姿勢で長時間、パソコンにかじりつきながらの電話対応。仕事中はもちろんストレスもあり、常に緊張している状態。呼吸は浅く、口呼吸になりがちだったと思います。

不良姿勢で長時間のデスクワークをしていると、肋骨まわりが凝《こ》り固まってしまいます。呼吸が浅くなると、息がしっかりと吐ききれず肋骨が閉じにくくなります。結果、肋骨が広がった状態で放置されることになり、ウエストも太くなってしまうのです。

肋骨を締めなければ、世界で戦えない。肋骨の開きを改善するために、この頃の私は吐きそうなほどにきついサイズの「エクシードベルト」を午前中いっぱい装着していました。

午前中にきついサイズを選択する理由は、起きて早々に姿勢を矯正し、肋骨を締める感覚を体に染み込ませるためです。午後からは本来の自分のサイズに合ったものを装着。トレーニング中は再び、めちゃくちゃきついサイズを身につけていました。もちろん今でも「エクシードベルト」は活用し続けています。

食事日記（便日記？）で自分の腸内環境と向き合う

ビキニフィットネスに挑戦するために柏木先生のもとを訪れ、「本気で日本一を目指すなら必ず優勝させるから、僕を信じてついてきて」と言われたとき、同時に「毎日ブログを書きなさい」と指示されました。

それは、ビキニフィットネス日本一を目指す過程を記録することが私自身の糧《かて》になること、記録を残しておけば壁にぶつかったときに過去を見直せること、次に続く人の道標《みちしるべ》になることなどが理由でした。以来、毎日休むことなくブログを更新し続けています。ブログにはどんなトレーニングをしたのか、何を食べたのか、どこへ行き誰と会ったのか、今どんなことを考えているのかといったことを書いています。

自分の腸内環境と食事の関係をより詳しく知るために、ブログよりももっと踏み込んだ食事日記をつけるようになりました。食事の内容と、便の量や状態、おならの出具合などを記録するものです。情報共有するために、トレーニングの度に武井コーチにも「これぐらいウンチが出ました」「今日はおならが凄く出ます」などと報告していました。「いちいち報告しなくても大丈夫です」と言われていましたが（笑）。

納豆は栄養素的にも優秀で、優れたたんぱく質源でもあります。納豆を好んで食べているボディビルダーは多いですし、私も納豆が大好きで、1日に何個も納豆を食べていたこともありました。しかし、食事日記をつけてみると、納豆を食べるとものすごくおならが出ることがわかりました。

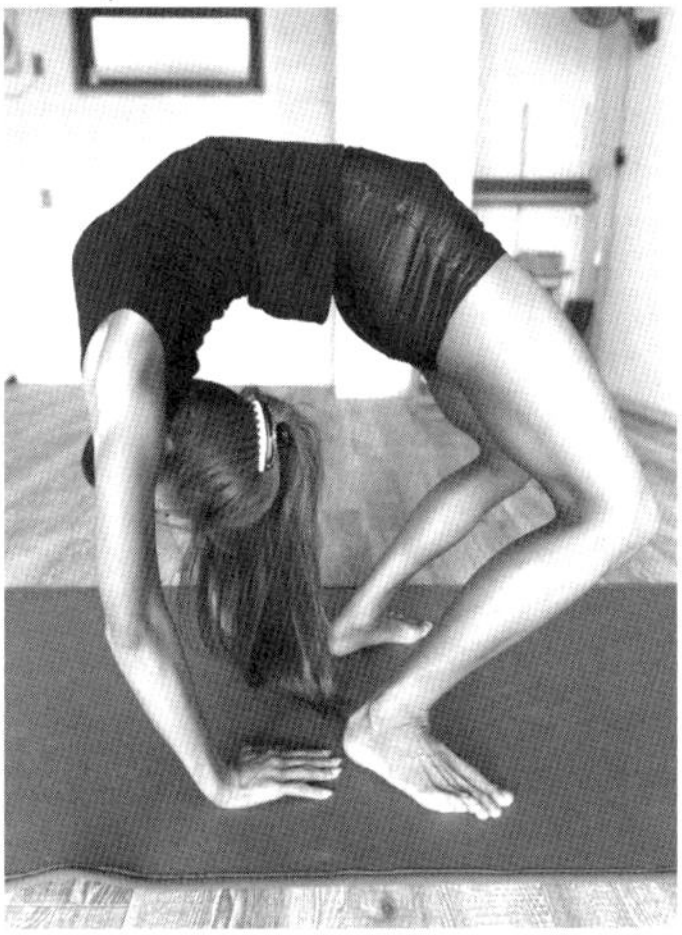

また、雑穀米にきのこを入れてかさ増ししていたのですが、加熱したきのこを食べた後はお腹がガスでパンパンになることもわかりました。生のマッシュルームだとそんなことはないのですが。
胃腸が弱い方が病院に行くと、消化不良を起こしやすいことを理由にブロッコリーやカリフラワーを食べないようにと言われることがあるそうです。健康ならばともかく、腸内環境が悪かったり、内臓が疲弊《ひへい》していたり、胃腸が強くない人は、食べ過ぎないように注意する必要があるでしょう。
何が自分の体に合うのか、合わないのか。自分を詳しく知ることが、美しいくびれを手に入れるための近道。食事日記はそれをサポートしくれます。

カラフルな食生活が健康的で美しい体を作る

赤、紫、黄、緑、白、黒。食材の色は栄養素と密接に関係しています。野菜や果物を中心に食卓をカラフルに彩ること。これも美しさを手に入れる秘訣の1つです。さまざまな色を食べることを意識すれば、自然と栄養バランスがとれるからです。

トマト、にんじん、りんご、赤ピーマンなど。赤色の野菜や果物は食物繊維を多く含み、便秘を予防する効果があります。トマトに含まれるリコピンは、肌を紫外線のダメージから守ってくれます。にんじんや赤ピーマンはβ-カロテンの宝庫。粘膜を強くし、体内に細菌やウイルスが侵入するのを防いでくれます。

ブドウ、ブルーベリー、プルーン、ナスなど。紫色の野菜や果物には強い抗酸化作用があるアントシアニンが含まれています。アントシアニンには、血管拡張や毛細血管の保護、血液をサラサラにするという効果が期待でき、疲れ目にも効くと言われています。アントシアニンはビタミンCと同時に摂取すると抗酸化作用が強くなると言われているので、レモンやオレンジなど、黄色の食材と一緒に食べると、より高い効果が見込めます。

レモン、オレンジ、黄ピーマン、かぼちゃなど。黄色の野菜や果物には、ビタミンCがたっぷりと含まれています。ビタミンCはコラーゲンの合成を助け、肌にハリをもたらします。シミや小じわの予防、紫外線のダメージを受けた肌のリカバリーにも効く、女性にとってはとても嬉しい栄養素。さらにストレス緩和効果もあります。

小松菜、ピーマン、アスパラガス、ブロッコリーなど。緑色の野菜には鉄分とカルシウムが豊富に含まれています。鉄分は貧血予防に、カルシウムは骨粗鬆症予防に欠かせません。また、ビタミンB群、ビタミンCもバランスよく含まれています。

マッシュルーム、まいたけ、白ねぎ、玉ねぎなど。白い食材は生活習慣予防に効果的。きのこ類には免疫細胞を活性化させるβ-グルカンが豊富。免疫力がアップします。白ねぎや玉ねぎに含まれる硫化アリルには、血液をサラサラにする効果があります。

黒豆、ひじき、ワカメ、昆布、黒ごまなど。黒色の食材は女性の強い味方。黒豆は美肌ホルモンと呼ばれるエストロゲンの働きをサポートするイソフラボンがたっぷり。ひじき、ワカメ、昆布は水溶性食物繊維が多く便秘予防に効果的です。また、黒ごまには血中の悪玉コレステロールを減らす働きがあります。

1回の食事で紹介した6色のうち3色は摂りたいところ。食卓をレインボーカラー（赤、橙、黄、緑、紫ほか）にして、健康的で美しい体を目指しましょう。

味のアクセントにもなる、食べる〝薬〟
スパイスを使いこなす

塩分や脂質を抑えながらも、なるべく美味しく食べたい。もちろん無駄なカロリーは摂りたくない。そんな私が料理の味付けに愛用しているのがスパイスです。

スパイスは料理のアクセントになってくれるだけでなく、美容や健康をサポートするさまざまな効果効能を備えています。私が気に入っているものの中から、比較的手に入りやすいスパイスをいくつか紹介しましょう。

シナモン 血行を促進することで、冷えやむくみを防止。高い抗酸化力があり、毛細血管の傷を修復します。私はスティックのまんまバリバリと、おやつ代わりに食べたりします。

ターメリック ウコンとも呼ばれます。クルクミンという成分が肝機能を活性化。抗酸化、抗炎症効果も期待できます。鶏肉の味付けなどに活用しています。

ブラックペッパー ブラックペッパー（黒こしょう）に含まれるピペリンには血流促進効果があります。またピペリンにはクルクミンの吸収を大きく高める効果もあるので、ターメリックと組み合わせて使うのがとてもおすすめです。

クローブ 腸にたまったガスを排出しやすくしてくれるクローブは、腸内環境を整えるのに重要なスパイス。また、クローブに含まれるオイゲノールには抗酸化作用があります。カレーや肉料理によく使われます。

フェンネル フェンネルはカリウム、鉄分、ビタミンCが豊富。また、消化酵素の分泌を刺激して、消化をサポート。胃もたれの予防効果もあると言われています。

クミン 整腸作用、解毒作用、消化酵素の分泌促進作用があります。鉄や亜鉛などのミネラルが豊富で、貧血や高血圧予防にも。カレーには欠かせないスパイスです。

カルダモン 高貴な香りからスパイスの女王とも呼ばれています。胆汁の分泌を促し消化をサポート。胃腸のトラブル改善が期待できるほか、抗炎症作用も備えています。

コリアンダー タイではパクチー、中国ではシャンツァイ(香菜)と呼ばれています。解毒作用、抗菌作用、消化促進作用があります。

ヒハツ 血行促進、新陳代謝の促進、血管拡張といった作用があります。冷え性の人には特におすすめしたいスパイスです。

フェネグリーク 高血圧や高コレステロールの予防効果が期待できます。血糖値の上昇を抑える効果も備えています。さらに、整腸効果も!

ぜひ、活用してみてください。

麹が持つ酵素の力をフル活用 発酵食で腸内環境を整える

胃腸への負担を減らし、腸内環境を整える。さらに、食材を美味しく食べることができる。発酵は美しくありたい女性の強い味方です。30ページでは米麹を使った「栄養丸ごと発酵あんこ」のレシピを、48ページでは醤油麹の作り方を紹介しています（そのほかのレシピでも塩麹や醤油麹を使っています）。

麹は酵素の宝庫。アミラーゼ、プロテアーゼ、リパーゼ、ペクチナーゼなど、含まれている酵素は数十種類に及ぶと言われています。

「アミラーゼ」はデンプンをブドウ糖に。「プロテアーゼ」はたんぱく質をアミノ酸に。「リパーゼ」は脂肪を脂肪酸とグリセロールにそれぞれ分解します。「ペクチナーゼ」は、ペクチン（野菜や果物に含まれる多糖類）を分解する酵素です。

たとえば、魚や肉などの食材を麹につけておけば、酵素の力によってある程度分解された状態で摂取できるため、体内で消化吸収しやすくなるのです。また、魚や肉は柔らかくなって食べやすくもなり、アミノ酸が生み出す旨味によって美味しさも増します。

また、麹の酵素によって生み出されるオリゴ糖は、腸内に住む善玉菌の大好物。腸内で善玉菌が繁殖するのをサポートします。

さらに、麹菌は代謝の過程でビタミンB1、B2、B6などを生成。料理に麹を利用することでビタミン摂取までできてしまうのです。

高たんぱくで低脂質。そして、ビタミンB群にミネラル、高い抗酸化力のあるアントシアニンをたっぷりと含む小豆は、スーパーフードといっても過言ではない存在。そんな小豆を米麹で発酵させた発酵あんこ（P.30参照）は、私の食生活に欠かせません。

小豆の煮汁をそのまま麹と一緒に発酵させるため、一般的なあんこよりもポリフェノールが豊富。超アンチエイジング食なのです。

発酵あんこを１００g食べれば、1回の食事で摂取したいたんぱく質の量（20g）をクリアできます。食卓にたんぱく質が足りないとき、おかずとして食べるのもおすすめです。小豆にはサポニンという悪玉コレステロールの発生を抑える成分も含まれています。

発酵食と言われると作るのに手間がかかると思うかもしれませんが、レシピを見て頂ければ一目瞭然、発酵あんこはとても簡単に作ることができます。皮にも栄養素があるので、粒あんがおすすめです。

ただし、塩分過多にならないよう、発酵調味料の使い過ぎには気をつけてください。

ビーツ、アムラ、マンゴスチンなど厳選した野菜・果実を原料にした「赤汁」

美と健康のためにより良い食材を探し続けていた私は、あるときビーツに出会い、その素晴らしさに魅了されます。しかし、近所のスーパーでは質の高いビーツが手に入りませんでした。全国のビーツ農家さんに直接連絡をし、遂に無農薬でビーツを作っている北海道の農家さんに出会いました。以来、ビーツは北海道から取り寄せています。

〝奇跡の野菜〟〝食べる輸血〟と呼ばれることもあるビーツ。とても栄養価が高く、鉄、カリウム、葉酸、食物繊維が豊富です。また、ビーツには天然のオリゴ糖であるラフィノースが含まれています。ラフィノースは腸内の善玉菌を増やし、腸内環境を整える働きがあります。

さらに、ビーツの特徴的な色の素であるベタシアニンはポリフェノールの一種で強い抗酸化作用を持っています。

「簡単すぎる生ボルシチ」（P.35参照）は、私の定番メニュー。でも、持ち歩きが難しい。だからといってトレーニング前にボルシチをそのままガブリ、というわけにもいきません。ビーツをもっと手軽に摂りたい！　そんな思いから開発がスタートしたのが「赤汁」（P.126

参照）です。

せっかく作るのだからと、ビーツ以外の野菜や果実の成分も盛り込みました。たとえば、アムラ。インドでは古くから若返りのフルーツと呼ばれていて、強い抗酸化力を持つポリフェノールをたっぷりと含んでいます。また、アムラに含まれるポリフェノールは、体内でのコラーゲン生成を促進。美肌へと導いてくれます。さらに、エネルギーを生み出すミトコンドリアを増やす効果も発見され、とても注目されています。

世界三大美果の1つで、フルーツの女王とも呼ばれるマンゴスチンのエキスも赤汁に含まれています。マンゴスチンエキスを摂取すると、老化の元凶とされるＡＧＥ（P.62参照）が体内に蓄積するのを防いでくれることがわかっており、マンゴスチンに含まれるキサントンは免疫細胞を活性化することが明らかになっています。

そのほか、強い抗酸化力と抗菌力を持つマキベリー、ビタミン・ミネラルが豊富で女性ホルモンのバランスを整えるエストロンを含むザクロ、ビタミンCの王様とも呼ばれるアセロラなど、赤汁は体にいい〝赤〟をたっぷりと含んでいます。赤汁は人工甘味料不使用で、ザクロ＆ベリー味。水に溶かして飲むだけで、美に欠かせない栄養素を補給することができます。

また、赤汁には血流改善効果があり、筋肉増強や持久力のアップ、疲労回復効果があります。私はトレーニング前には赤汁4本飲みが基本になっているほどです。

リカバリー力も保湿力もハイレベル！重炭酸入浴が欠かせないルーティン

毎日の入浴は私の大切な習慣の1つです。以前は、忙し過ぎたり、疲れ過ぎたりしているとシャワーで済ませていたこともありましたが、今は必ず湯船に浸かっています。

皆さんは、入浴の際、入浴剤は使っているでしょうか。日本の水道水は安全で清潔ではあるものの、残留塩素が多く、肌にダメージを与えてしまう可能性があります。

色や香りのついた入浴剤はリラックス効果こそあるかもしれませんが、化学物質まみれでとても怖いもの。股や肌から、その化学物質を吸収してしまうからです。入浴中は体が温まり、皮膚血管が拡張しているため、経皮吸収率は非常に高くなります。デトックスのつもりで入浴しているはずなのに、毒を入れてしまっては目もあてられません。

私が毎日の入浴で使っているのが、「アバス 薬用 中性重炭酸入浴剤」（P.126参照）。この入浴剤は、合成保存料、合成有機酸、界面活性剤、増量剤、発泡剤、石油系化学物質、着色料、香料、乳化剤、防腐剤、全て不使用なので、安心して使うことができます。

また、重炭酸の入浴剤は発生したガスが重炭酸イオンとしてお湯に溶け込むため、一般的な炭酸入浴剤と比べてガスが空気中に逃げにくいという特徴があります。そのため、より長く炭酸による血行促進効果が持続します。

さらに「アバス 薬用 中性重炭酸入浴剤」に含まれているビタミンCは、水道水の残留塩素と結合して中和。肌に優しい水質へと変えてくれます。

肌荒れが気になる人、疲れがとれにくい人、冷え性の人、肩こりや腰痛に悩まされている人は、ぜひ炭酸入浴を試してみてください。おすすめは41℃以下の炭酸入浴剤を入れたお湯に30分以上浸かること。緩やかに体の芯まで温めることで、入浴後も長時間、温まった状態を維持することができます。

寒い冬はもちろん、夏もクーラーで体が冷えてしまうことがあります。冷えで体調を崩さないためにも、炭酸入浴を習慣にしていきましょう。

ちなみに、入浴剤と同じように歯磨き粉にも注意が必要です。私はフッ素フリーで、香料や着色料を使用していない天然の塩をベースにしたものを使っています。歯を磨いた後のスッキリ感を出すためにさまざまな添加物を使っている歯磨き粉がありますが、当然それらは口内の粘膜を通じて体の中へと入ってきてしまいます。

体内に毒を入れないことを意識して、使うものを選んでいきましょう。

今振り返って当時の反省点

生食、スパイス、発酵食の活用不足

レベル３の時期は、拠点も東京に変わり、何度も跳ね返されてきたビキニフィットネスの世界の壁を突破するために、トレーニングについても食事についても、そのほかの生活習慣に関しても試行錯誤を繰り返す日々でした。

試行錯誤の過程では当然たくさんの失敗がありましたし、発見や成功もありました。生食、スパイス、発酵食はこの時期に出会った大きなもの。当時も食生活の中に盛り込んでいましたが、今思えばまだまだ上手く活用しきれていなかったように思います。今では、より自分の体にフィットする、それぞれの使い方を見つけられました。

当然のことながら、同じ食材でも料理の仕方、摂取量、食べ合わせや食べる時間によって、効果効能が変わります。昨日の自分に勝つためには、より良い取り入れ方を探し、アップデートしていく必要があるのです。

減量についていの考え方が変わったのもこの頃です。それまでは、体に良いとされるものを食べて、ＰＦＣバランスとカロリー収支にさえ気を配っていればスムーズに減量できると信じていました。

もちろん、ダイエットの〝基本のき〟はカロリー収支なのですが、健康的で美しいくびれを手にするには、もっともっと自分の体の深い部分を知る必要があるのです。

美腸プランナー、発酵マイスター（発酵ライフアドバイザーＰＲＯ）の資格を取得しながら、腸内環境について学んだことで、ぽっこりお腹を解消し、さらにウエストを絞っていくためには、腸内環境や便の状態に気を配ることが不可欠だとわかりました。

そして何より大切なのが継続すること。腸内環境やデットクスを意識し、「エクシードベルト」の着用を続けたことで、２０２１年頃からはウエストの細さが自分の武器になっていました。諦めなければ変わることができるのです。

レベル3・上級者が取り組みたいこと

◉主食を生食へ

最後のステップは毎食ごとに生食を必ず入れてみる。お米や麺類が好きな方は、38ページの「サラダ海苔巻き」や、野菜を麺にした40ページの「ベジパスタ」などがおすすめ。自然に生食を取り入れることが出来ます。3品中1品を生。3品中2品を生にしていくように私は変えて行きました。

Level 4
waist
50cm

waist
53cm → 50cm

食べ方にも気を配り全てをブラッシュアップ

世界一を目指して

２０２１年と２０２２年の世界フィットネス&ボディビル選手権 ビキニフィットネスで準優勝。

２０２１年時のウエストは55㎝、２０２２年時のウエストは53㎝でした。美しいくびれを作るために、昨日の自分に勝つことを毎日繰り返した結果、ウエストの細さがいつの間にか私の武器になっていました。

さらにその武器を磨き、世界一になるために、ウエスト50㎝を目指すことを決意。トレーニングも食生活も再度見直し、アップデートを図りました。

たとえば、トレーニングはマンネリ防止のために新しいチャレンジを追加。尻トレで有名なスパイスアップフィットネス代表の岡部友さんに臀部のトレーニングを、ボディビルダーの喜《き》納《な》穂《ほ》高《だか》さんに肩のトレーニングを見てもらうようになりました（ちなみに喜納さんの奥さんにはポージングを見てもらっています）。効率よく減量するためにフィットネスプロデューサーのＡｙａさんのもとで、ＨＩＩＴ（高強度のインターバルトレーニング）にも挑戦しました。

もちろん、武井コーチ、柏木先生と従来行ってきたトレーニングは、さらにレベルを高めながら継続しました。

世界大会への出場、海外修行を繰り返す中で、マインド、メンタルの大切さを実感していたこともあり、改めて心理学についても学び始めました。

同じことの繰り返しだけでは世界一にはたどり着けません。今よりも良い自分、さらに美しいくびれを手に入れるためには、チャレンジが必要なのです。

レベル4現在の食事の取り組み

※詳細は31〜47ページ参照

◉食べる順番、食べ合わせに気を付ける
◉月に1回は非加熱食のみのクレンジングデイを作る（P.72参照）
◉生食は常に50％以上

FAVOLINK商品開発

◉RVベルト

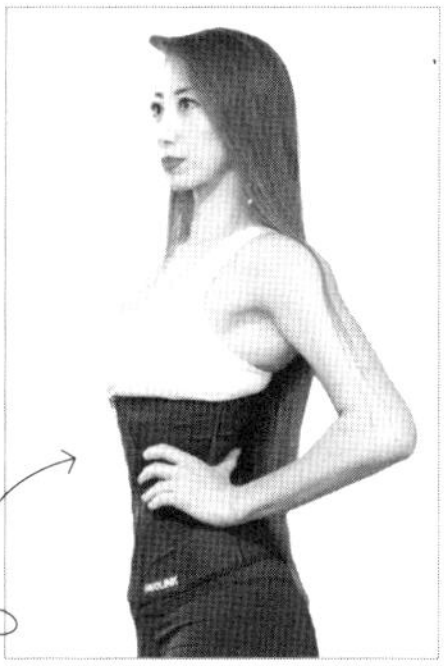

「RVベルト」
既存のベルトよりもさらに肋骨周りの引き締めを強化。メッシュベルトが一番ゆるい着用感なのに対して、最もきついのがこちら。肋骨から下腹部まで全てをカバーして理想のくびれを作ります！

資格取得・習い事

◉心理学
◉瞑想

トレーニングの取り組み

◉トレーニングは週6〜7回
◉週1回の山登り
◉岡部友さんの尻トレ
◉喜納穂高さんの肩トレ
◉Ayaさんのパーソナルトレーニング

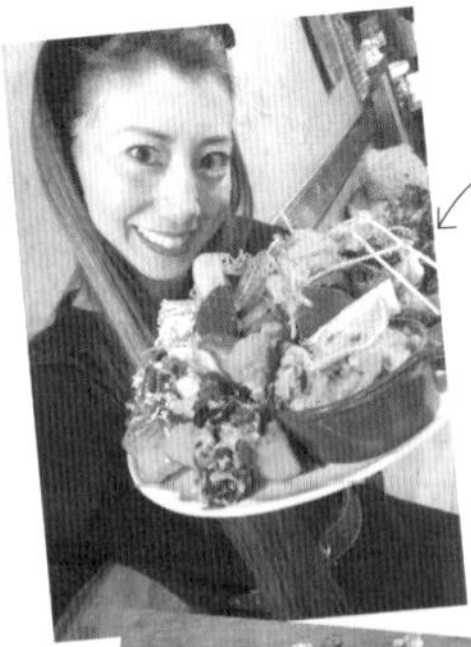

発酵食と
カラフル野菜のプレート

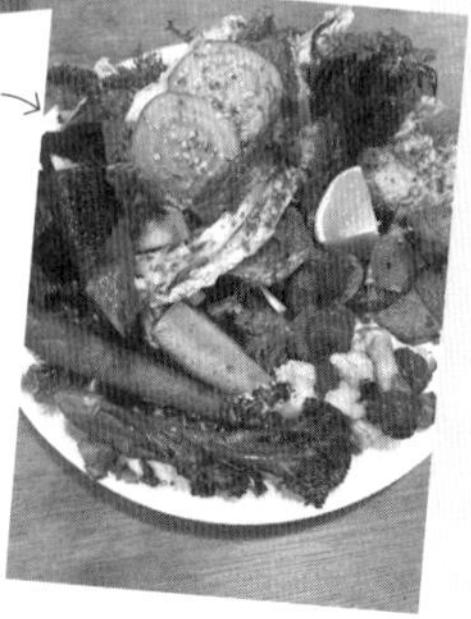

旬野菜がたっぷり

消化が早い食材で作った
減量期のパーフェクト perfect ベジパフェ

食べる時間
12時以降
いつでも

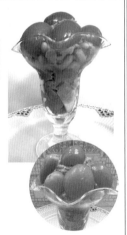

材料・作り方

[消化順の盛り付け]

1 1番下に植物性たんぱく質の豆腐と蒸し大豆を適量入れる。
2 次にパプリカフムス（P.45参照）、にんじん醤油麹ラペ（P.33参照）、黄色ズッキーニ（ピーラーで薄切りにする）を盛り付ける。
3 最後にミニトマトの上に盛り付ける。

食べ合わせも考慮

食べ合わせに気を遣うようになったのもこの頃です。たんぱく質と炭水化物を同じタイミングで食べないようになりました。焼き魚、ゆで卵といった加熱したたんぱく質はそもそも消化に時間がかかりますが、炭水化物を同時に摂取すると、胃腸に留まる時間が長くなり、内臓の負担が大きくなってしまいます。

たんぱく質、炭水化物はそれぞれ別々のタイミングで（3時間以上あければOK）食べれば、どちらもスムーズに消化吸収され、栄養素を無駄なく活用することが可能です。

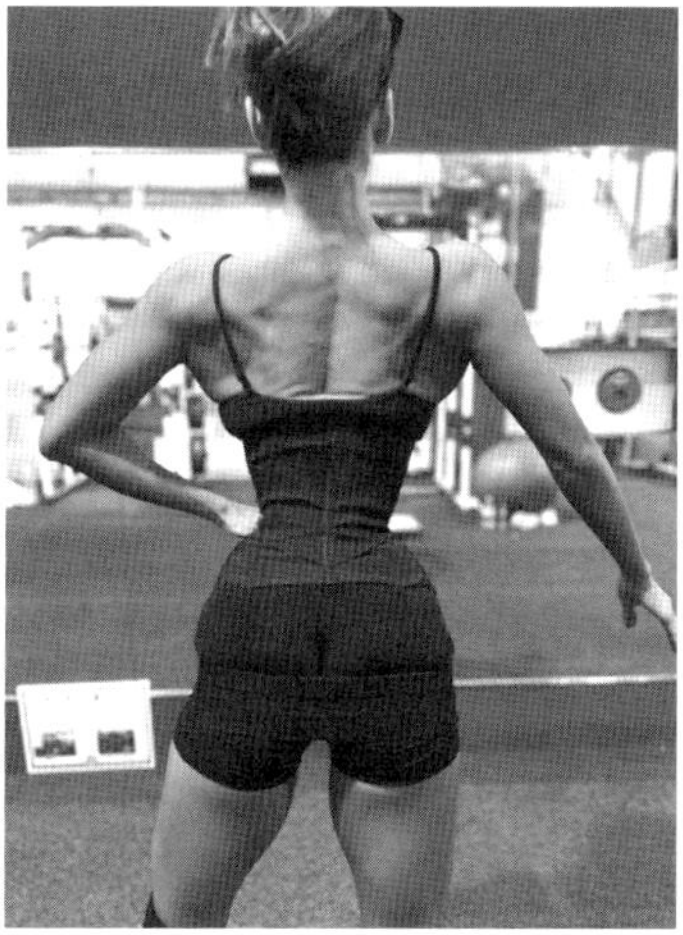

また、動物性たんぱく質も炭水化物も、2種類以上を同じタイミングで食べることもやめました。米とパン、米と麺、肉と卵、魚と卵、どれもNGです。

動物性たんぱく質と炭水化物は組み合わせない。さらにそれぞれ一度の食事で一種類ずつ。必ず野菜と一緒に（かつ野菜を先に）摂るのがマイルールです。

理由は、野菜が持つ酵素を活用して、スムーズな消化吸収をサポートするためです。

美腸、美肌、美髪に効果大
生食中心の生活へ

レベル3の段階でも取り入れていた生食ですが、さらに生食の割合を高めることに。美しいくびれ作り、アンチエイジングに欠かすことができない抗酸化物質。野菜や果物に含まれる抗酸化物質を効率よく摂取するためには、生のまま食べるのが一番です。

生食には体の修復と排出を促す効果があります。生食で食物酵素をたくさん摂取することで、代謝酵素が活性化されます。この活性化によって、細胞の再生が促進されます。個人的な体感ですが、生食の割合を高めて以降、肌のコンディションが良くなったと思います。

抜け毛や髪の毛が細くなってきたなど、毛髪の悩みを抱えている人にも生食はおすすめです。代謝の悪化で体内に老廃物が蓄積することが、抜け毛、ハリコシが無くなる原因の1つだと言われています。生食によって、体内の代謝酵素が活性化されると、老廃物が体外に排出されやすくなり、血液中の栄養素がスムーズに体の隅々まで届くようになるので、結果的に健康な髪の毛が生えやすくもなるのです。

髪の毛はシャンプー&トリートメントやヘアオイル、肌はボディクリームやスキンケアアオイ

『SPICE UP FITNESS』にて
岡部友さんのお尻トレーニング

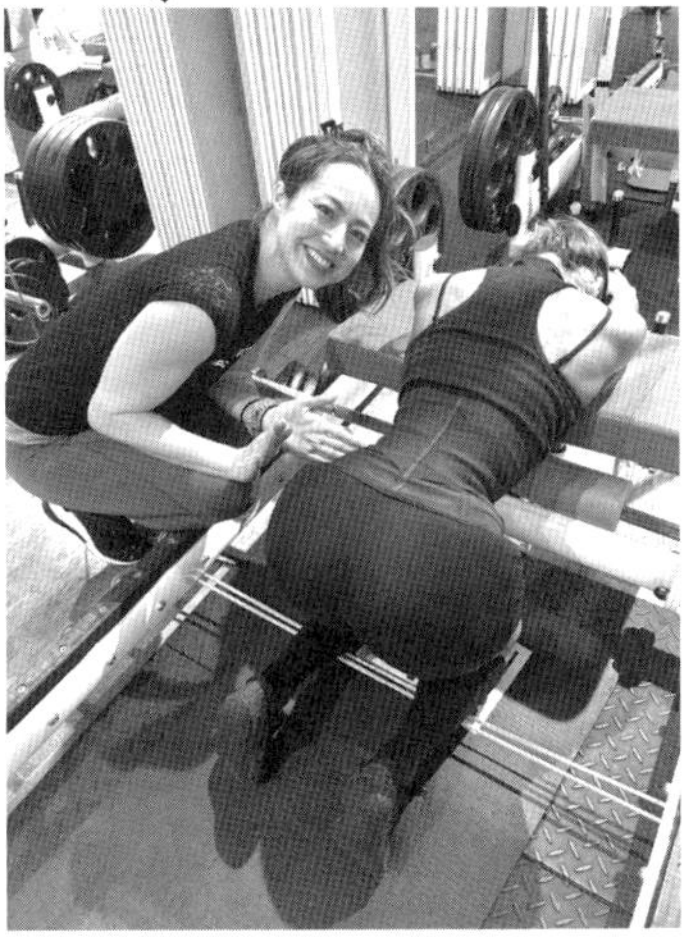

ルで外側からケアすることも大切ですが、最も大事にしたいのが体の中から美しくすること。そのためには、生食が不可欠なのです。

生食は体が冷えるのではないかと質問されることがあります。確かに冷たいものを食べると体が冷えますが、野菜も果物も常温であれば冷たくありません。

生食によって代謝酵素が活性化すると、むしろ体は温かくなります。

火を通していない、加工されていない生の食材を摂取する、いわゆるローフードの食生活は、いま欧米を中心にとても人気があります。生食、ローフードは、食物酵素が生きているので、〝生きている食物〟という意味で、リビングフードとも呼ばれています。

酵素に限らず、ビタミン、ミネラル、フィトケミカル（アントシアニン、イソフラボン、β-カロテン、リコピン、アスタキサンチンなど）も加熱すると減少してしまいますが、生食であれば、漏らさず摂取することができます。

調理がいらないので、誰でも気軽に始められる点も生食の魅力。少しずつで構わないので、食生活の中に取り入れてみてください。

長く美しくいるために欠かせない酵素を大切にする食生活

酵素は大きく「体内酵素」と「体外酵素」に分けられます。

私たちが元々持っている「体内酵素」には、消化酵素と代謝酵素があり、「体外酵素」とは食物が持っている食物酵素のことを指します。

- **消化酵素**：食物から摂取した栄養素を、吸収しやすい状態まで分解する役割。デンプンを分解するアミラーゼ、たんぱく質を分解するプロテアーゼ、脂質を分解するリパーゼなど。
- **代謝酵素**：吸収された栄養素からエネルギーや体に必要な物質を生成するのを助ける役割。新陳代謝、血液の循環、免疫力の維持・強化、老廃物の排出など、あらゆる生命活動に欠かせない。

1日に作りだせる酵素の量には限りがあるため、消化酵素と代謝酵素を合わせた酵素の使用量は一定にコントロールされていると言われています。食事や間食で消化酵素を使い過ぎると、代謝酵素が不足してしまい、新陳代謝や老廃物の排出が滞り、結果的に免疫力が低下するといったことが起こるというわけです。

動物性たんぱく質や加工食品、乳製品、菓子類を食べると、消化酵素が多く使われると言われています。もちろん、暴飲暴食も消化酵素を過剰に消費することにつながります。食べ放題(かつての私は大好きでした)は、アンチエイジングとは真逆の行為。自分から老化を促進しているようなものなのです。

消化酵素を節約するために活用したいのが「体外酵素」である食物酵素。野菜や果物などに含まれる食物酵素は消化を助けてくれるので、消化酵素の消費を抑えることができます。その結果、代謝酵素の量を十分に確保できるようになります。

酵素は加熱によって失活してしまいます。48度の加熱で酵素は壊れ始め、50度なら2分、53度なら20秒の加熱で活性が失われるとされています。つまり、可能な限り生に近い状態で野菜や果物を食べることが、消化酵素の節約に繋がるというわけです。

大量の消化酵素が必要になる動物性たんぱく質や炭水化物を食べる際には、その前に野菜をたっぷりと食べておきましょう。食物酵素が消化をサポートし、消化酵素の消費を抑えてくれます。

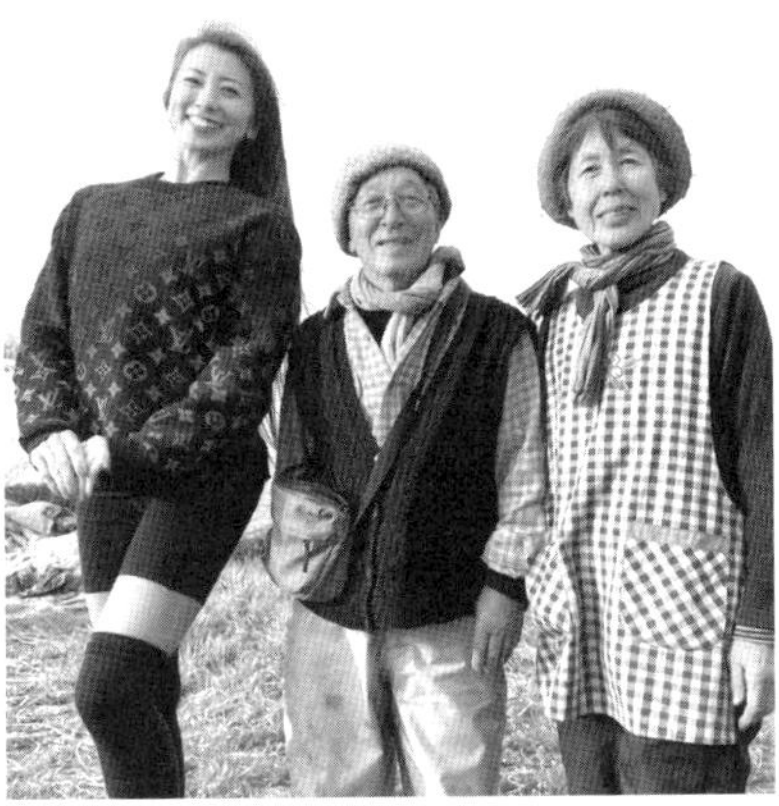

毎週産地直送してくださる荒木農園さん

最強のウエストシェイパー「RVベルト」でさらに細く！

レベル3で「エクシードベルト」について書きましたが、「RVベルト」はワンランク上の締めつけ強度を実現したウエストシェイパーです。

「RVベルト」の開発は2021年からスタート。試作を繰り返し、1年以上かけて理想の形にたどりついたウエストシェイパーです。

世界一を目指すには、もっと肋骨を締めて、美しいくびれを手に入れなくてはならない。そんな思いから開発し、最高傑作だと自信をもって言える「RVベルト」。なかなか肋骨が締められない、という人でも効果が出る最強のウエストシェイパーです。

ただし、正直なところめちゃくちゃキツいです（笑）。「エクシードベルト」を含めて、長年ウエストシェイパーを着用し続け、世界中からあらゆるシェイパーを取り寄せて試してきた私でも、着用時はかなり苦しいです（笑）。

快適さはゼロ。しかし、効果は絶大！　私が身をもって体験しています。ボディメイクの大会に出て結果を残したい、何がなんでもウエストを細くしたい。とてつもなく強い意志を持っている人にだけおすすめです。

ウエストシェイパーを使ったことがないという人は、日常生活用の「メッシュベルト」やくびれ専用「エクシードショートベルト」から始めてみてください。

ウエストシェイパーはトレーニング時にも欠かせないアイテムです。

筋トレ（特に負荷が大きいもの）をすると、それが脚やお尻、胸や肩のトレーニングだったとしても、体幹が使われます。体幹の筋肉は、たとえばサッカー選手や格闘家の方にとっては重要かもしれませんが、美しいくびれを目指すためには、あまり必要ありません。背すじがスラリと伸びた姿勢が維持できれば十分で、必要以上に体幹に筋肉をつけてしまうと、ウエストは細くなるどころか、どんどん太くなっていきます。

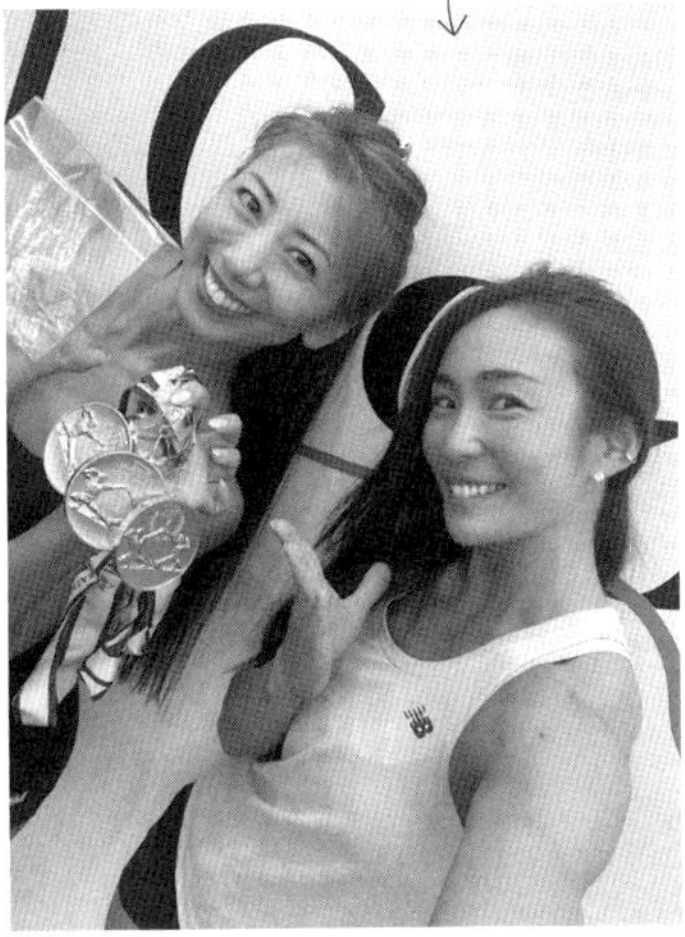

トレーニング時にウエストシェイパーを付けておくと、体幹が太くなることを防ぎながらも、体幹を安定させることができ、筋トレで狙った部位に効かせやすくなります。

砂時計のようなメリハリのあるボディを作り上げるためには、ウエストシェイパーは必須のアイテムなのです。

くびれを加速させる3つのカギ
非加熱・発酵・スパイス

食物酵素をたっぷりと摂取し、消化酵素の消費を抑える。そのためには、生食中心の食生活がベストです。しかし、生野菜に市販のマヨネーズやドレッシングをかけて味付けしてしまうと脂質や塩分を多く摂り過ぎてしまいますし、カロリーオーバーにも繋がります。味付けについては、「毒だしハーブサラダ 基本ベース」（P.27参照）のレシピで紹介している常備菜、ドレッシング、トッピングを参考にしてもらえたらと思います。

また、レベル3のときに触れた発酵とスパイスも生食生活には欠かせません。非加熱、発酵、スパイスが細いウエストをさらに絞るためのカギなのです。

できるだけ生食でと言われると、「魚はお刺身でしか食べられないの？」と思う人がいるかもしれませんが、醤油麹や塩麹に漬けるという選択肢があります。

麹調味料のメリットは想像以上！　まず、麹に含まれる酵素がデンプンやたんぱく質、脂質を消化吸収しやすい形に分解してくれます。その分解の過程で生まれるアミノ酸によって旨味がアップ。さらに、麹菌が代謝の際に生成するビタミンを摂取できます。保存性も高まるので、

週1回の
トレッキングトレーニング

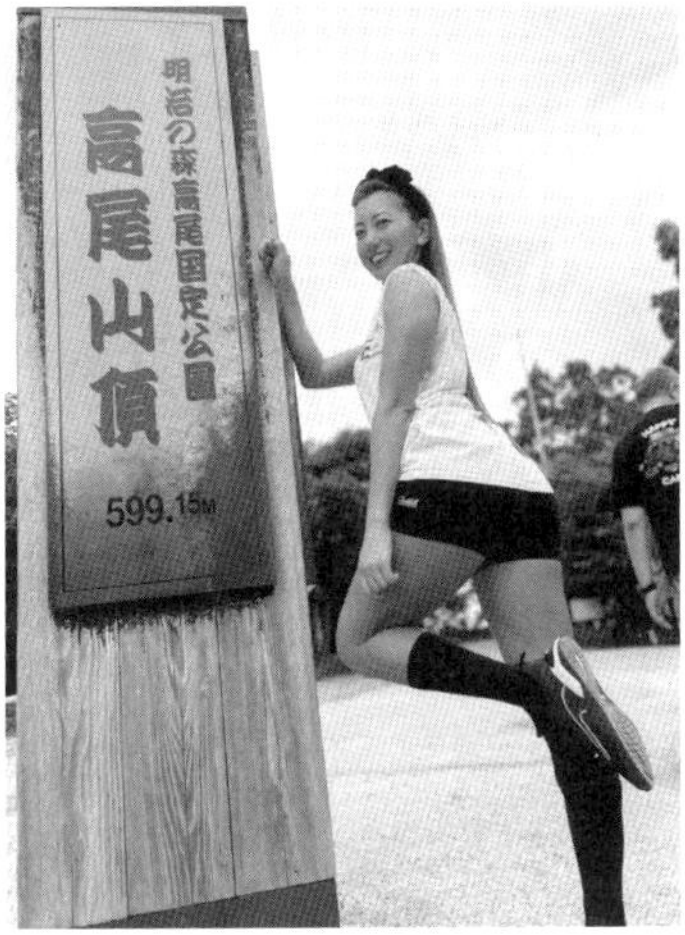

作り置きが可能にもなります。そして、麹調味料は腸内細菌を元気にするサポートもしてくれます。

もちろん、摂り過ぎは塩分過多に繋がるので、注意してほしいのですが、メリットを存分に活用して、生食ライフを楽しみましょう！

醤油麹を使った私のおすすめ料理の1つが、「濃厚トロふわ冷製豆腐味噌汁」(P.37参照)。日頃、私の健康メニューを食べずに避けている夫が、唯一絶賛してくれたメニューです。

私は毎晩、植物性たんぱく質を食べています。というのも、胃腸に負担をかけないために、夜は動物性たんぱく質を摂取しないことにしているからです。必然的に、夜は植物性たんぱく質を食べることになるわけですが、その代表格である大豆には消化しにくいという欠点が！

しかし、豆腐であれば消化はスムーズ。胃腸への負担はかかりません。腸内環境を悪化させることはありませんし、睡眠の質も高くなります。

スパイスも、あっさりしがちな生食を楽しいものに変えてくれる優れもの。そのうえ、高い抗酸化作用によってアンチエイジングをサポートしてくれます。

瞑想を通じて心の声、体の声を聞く

世界一になるためには、もっと心を安定させる必要がある。そう感じた私は、本を読み、独学で瞑想を始めたのですが、武井コーチから「せっかくなら本格的にやったほうがいい」というアドバイスを受けたこともあり、スクールで瞑想を学ぶことに。60時間ほどのコースに通い、中級の資格を取りました。日常生活の中で、皆さんはどれほど自分自身に意識を向けているでしょうか。仕事をしているとき、家事をしているとき、スポーツなどの趣味の活動をしているときも、ほとんどの場合、意識は自分よりも他人や周囲の環境に向いています。自分の心の声、体の声に耳を澄ます余裕も時間もないのが現実です。心の声、体の声に耳を傾けない。そんな日々が長く続くと、いつの間にか、自分が達成したいこと、自分がすべきこと、自分に必要なことがわからなくなってしまうのです。瞑想と言われると難しそうだと思う人もいるかもしれませんが、自分と向き合い、内側に目を向けて自分を知る。毎日1分でもいいので自分の声を聞く時間を作ってみてください。

私が最初に始めたのは、夜寝る前にベッドの上でその日に起きた楽しかった出来事を10個思い浮かべること。テーマは嬉しかったことでも、頑張れたことでも構いません。今日の自分にどんなことがあり、どう感じたのか。それが確認できればＯＫ。１日頑張ってくれた自分の体に、ありがとうと感謝を伝えましょう。

もう１つ。朝起きたときに、今日挑戦することを思い浮かべます。仕事で実現したいこと、トレーニングでチャレンジしたいこと、家事で頑張りたいことなどです。何もしないで１日をスタートするのと、挑戦したいことを自分で確認してからスタートするのとでは、全く違う１日になります。今日は素晴しい１日になります！ と宣言するのです！

朝と夜にちょっとした瞑想をした３６５日と、何もしなかった３６５日では、前者の方が明らかに理想の自分に近づけるはず。健康的で美しいくびれを手にいれるためにも、自分の声を聞くことを心掛けましょう。

毎日私が食べている太らないおやつ

アイスクリーム欲を満たす

減量期の濃厚チョコアイス

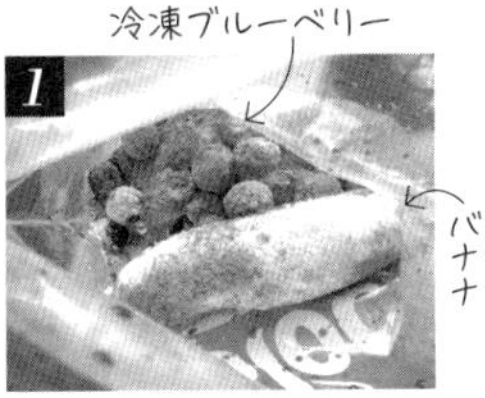

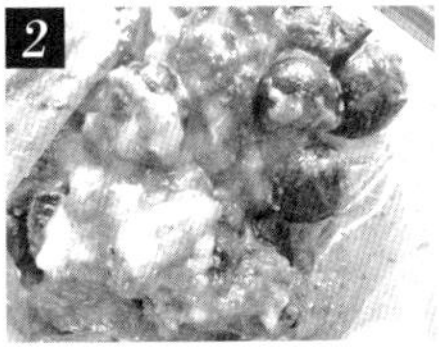

材料・作り方

1. 冷凍ブルーベリー200g、バナナ½本、MRPミルクチョコ（P.86参照）１袋をジッパー付き保存袋に入れる。
2. シャカシャカ混ぜて、少しバナナを潰して全体的に粉感がなくなったら完成。
3. そのまま食べてもいいし、冷凍してアイスにしてもめちゃくちゃ美味しい。

※甘さが足りなければ、非加熱蜂蜜をたらします。

足の粉砕骨折を乗り越え世界一へたどり着けた理由

２０２３年の8月、8連覇がかかっていたオールジャパンの3週間前に、左足基節骨を粉砕骨折してしまいました。あちこちの病院を回りましたが医師からの答えは同じ。「3週間ではまともに歩くことはできません。すぐに手術が必要です」と。私が競技者としてお手本にしている鈴《すず》木《き》雅《まさし》選手ならどうするだろう。藁《わら》にもすがる思いで連絡すると「足の専門医に診てもらうべき」と、順天堂足疾患センターのドクターを紹介されました。

やれることは全部やる。鬼気迫る私の熱意に先生も応えてくださり、ＰＲＰ療法という再生医療などを即日始めることに（その治療はあまりの激痛に、くわえていたタオルを引きちぎってしまうほどでした）。

「子どものような驚異的な回復力があれば間に合うかもしれません」。先生のその言葉を胸に、奇跡を信じ治療に専念。食事は最大限に自然治癒力を高めるべく、１００%非加熱に切り替え、抗炎症、抗酸化効果のあるファイトケミカル豊富な野菜を積極的に摂取。スパイスの先生にも治癒力を高めるためのブレンドをお願いしました。

奇跡的にオールジャパンのステージにたどり着くことができ、8連覇を達成。10月のアーノルド・クラシック・ヨーロッパでは、フィットモデル3冠を獲得することができました。遂に世界一の称号を得ることができたのです。

もちろん世界一は多くの方の協力があって達成できたことですが、レベル4の食生活をしていたからこそ、ケガからの回復が奇跡的に間に合ったのではないかと思います。肉ばかり食べて腸内環境が荒れていた頃の私ではなく、生食を中心にし、日頃からスパイスや発酵の力を借りていた私だから〝子どものような驚異的な回復力〟を発揮できたのだと。

健康的で美しいくびれを作るための食生活。食べる順、食べ合わせまで考慮した毎回の食事が奇跡を起こしてくれたのです。

レベル4・最終段階で取り組みたいこと

◉取り組んだ食生活の継続・習慣化

ここまで進んだら、継続することを意識し、ライフスタイルとして習慣化します。加熱食が食べたくなったり、家族や友人、同僚などと一緒に食事をすることもあるでしょう。そんな時はゆとりのある心を持つことが大切です。神経質になりすぎないよう心をいつも整え、これを繰り返せば、自然と生食を取り入れることができるように。

減量期もお腹いっぱい食べて絞るのが安井流

運動量が多い日と少ない日では食べる量や質を変えるのが基本です。

毎日型にはまった同じ食事はNGです。

旬の食材を摂ることを心がけると自然と変化がつけやすくなります。

〈オフシーズン〉◉白米を１日３合食べるなど糖質量が増え、高強度のトレーニングを行います。

〈減量期〉

◉白米を玄米に変え、量も減らす。

◉糖質を減らした分、野菜を増量して満足感はキープ。

◉GI値の低い糖質を選ぶ。糖質の種類は雑穀、カボチャなど、毎日糖質の量と種類に変化をつける。

玄米＋たっぷり野菜で大満足

減量期のデトックス炊き込みご飯！

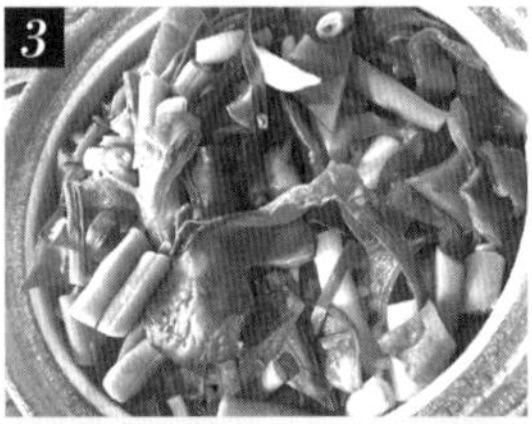

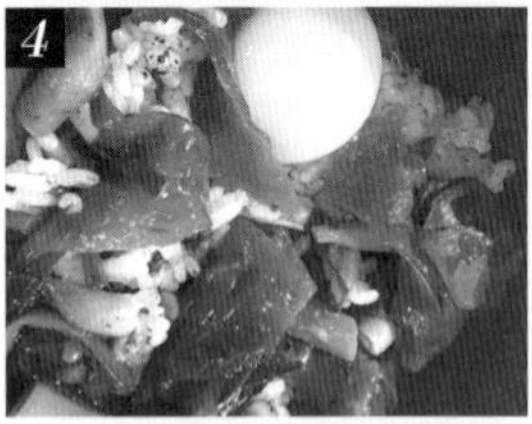

材料・作り方

1. 玄米300gを研ぎ、水400㎖と共に30分浸水させ、炊飯する。
2. 黒きくらげ100g、いんげん5本（3㎝長さに切る）を入れて炊飯する。
3. 米が熱いうちにニラ½束（小口切り）をのせ、余熱で蒸す。
4. 器に盛り、大葉２枚をちぎって入れ、生卵１個をのせたら、米の余熱で卵白が白くなるまで待つ。
5. 醤油麹（P.48参照）をトッピングして食べる。

更に糖質を控えたい日の

糖質オフ雑炊

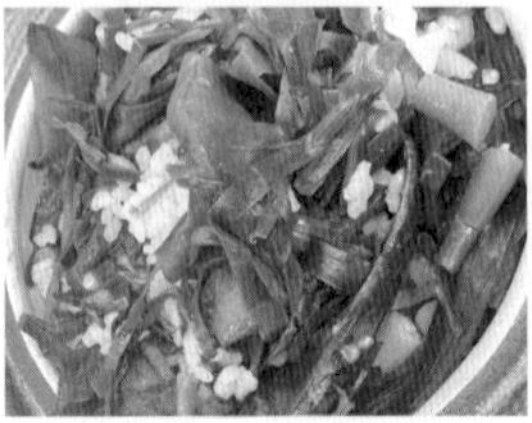

材料・作り方POINT

※上記レシピの変更点のみ記載

◉玄米を150gに減らし、水を250㎖にする。

◉ニラを１束にし、大葉を５枚に増量。

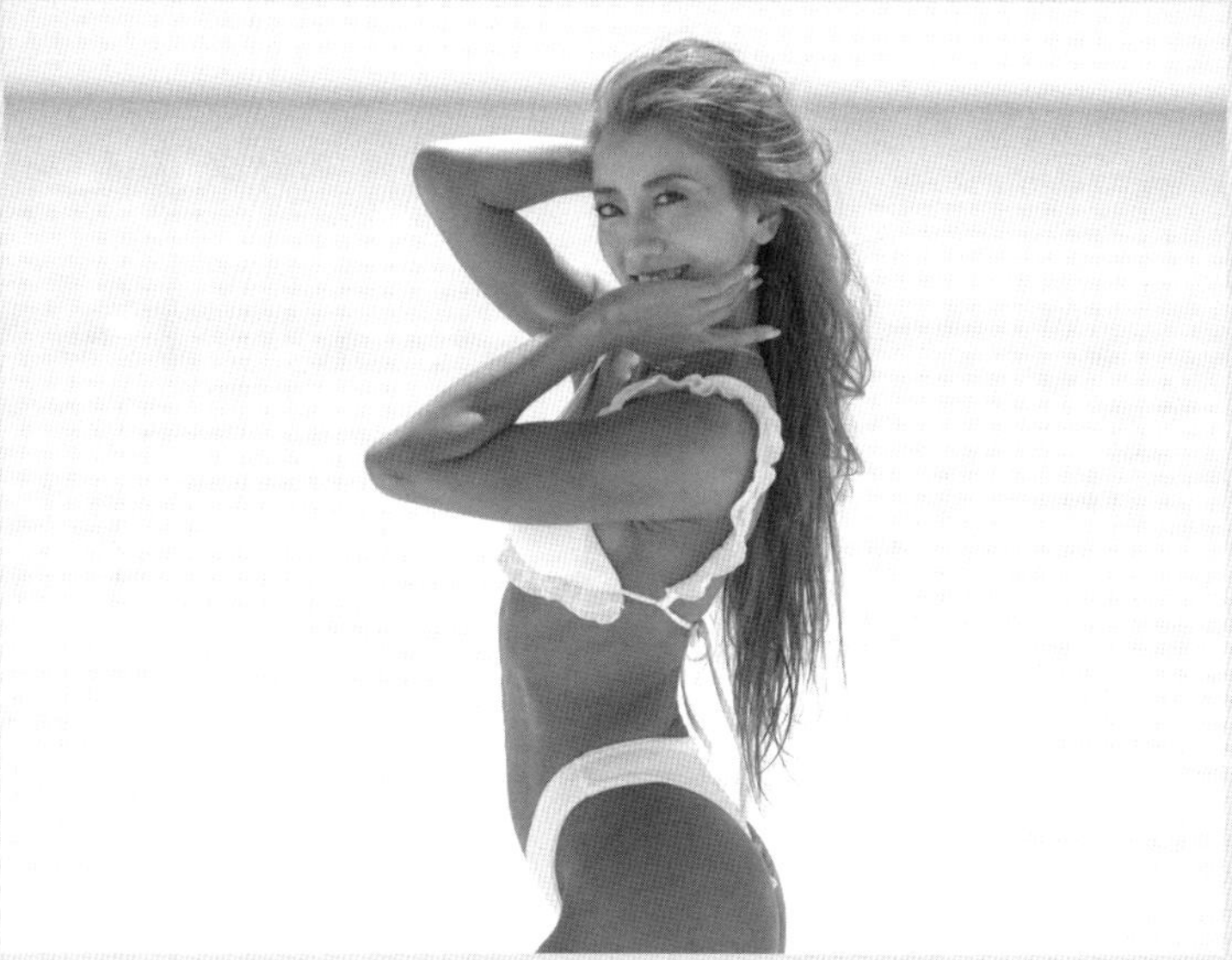

Part 3

9人の「仲間」が語る

未来を変える安井友梨という生き方

001-002

父は心強いサポーター、毎日LINEをくれる母は友達のような存在

娘の挑戦を見守る両親

長女らしい真面目で静かな子

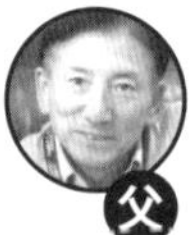
父

親バカかもしれませんが、彼女は本当に努力家だと思います。銀行で営業職をしていた頃の話ですが、仕事を終えて自宅に帰って食事をした後、ほぼ毎日のようにお客様への自筆のメッセージを１００通ぐらい書いていたんです。どうしてそんなに書くのか聞いたことがあるのですが「1日１００通書いて1ヵ月で３０００通。そのうち1通返事が来ればいいんだよ」と話していて。３０００分の1のために努力ができる。そのコツコツがビキニフィットネスのチャンピオンになれたことに繋がっているように思います。

ビキニフィットネスは歴史が浅い競技で、ビキニを作るメーカーさんも試行錯誤しながらの今があり、初期の頃は手直しがどうしても必要で、私が担当していました。大会当日まで体を

衣装サポート
父

元気の源
母

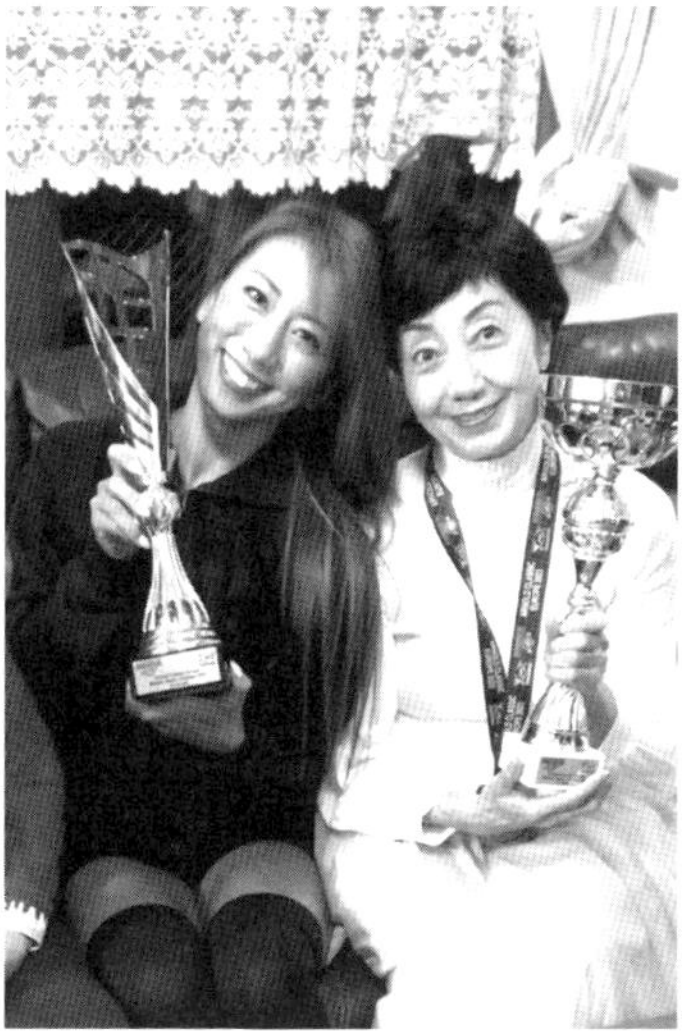

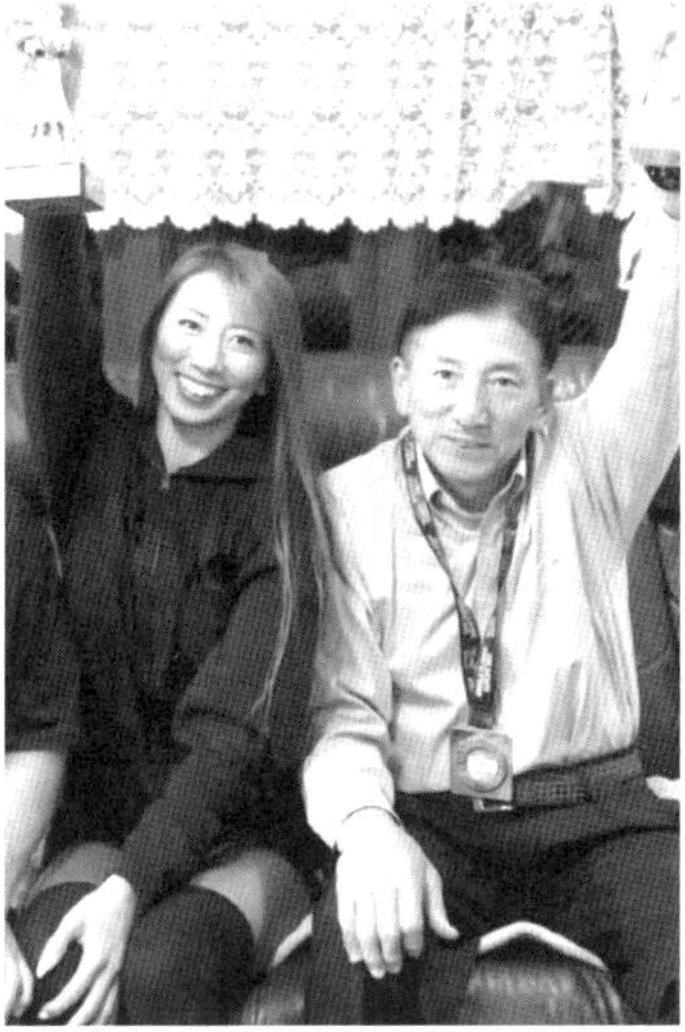

絞り上げるので、バストのパッドはギリギリまで調整が必要です。いろいろ試した結果、枕に使われるような低反発素材がベストという結論になりましたが、今では既製品でも同様の素材が使われているようです。

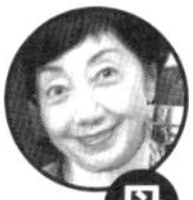

友梨をジムに誘ったときは、まさかこんなことになるとは思いませんでした（笑）。

仕事のストレスを少しでも発散できたらいいなと思っていただけなので。

もう10年になりますが、大会の結果発表のときは毎回気を失いそうなほど緊張しています（笑）。私がそうなんだから、友梨はもっと大変なんだろうなと。

納得できるところまで頑張ってもらいたいですが、無理はしないでほしいですね。

003

食材準備を助けてくれる料理上手の義母は、今や減量食の達人！

くびれごはんを支える柱

料理サポート
お姑さんの
絹子さん

探究心、継続力が彼女の凄さ

近くで見ていて彼女の食に関する探究心、研究熱心さは本当に凄いと思いますよ。そしてとても真面目で、ずっと勉強を続けられる継続力も素晴らしい。

いつからだったかは、忘れてしまいましたが、食事の手助けをするようになりまして。彼女が取り寄せている有機野菜や鶏肉なんかがうちに届くんです。リクエストに合わせて、八百屋さんやお肉屋さんを回って食材を集めることもありますね。それで野菜を切り、肉を麹に漬けておくと、週末に名古屋に帰ってきた彼女が東京に持ち帰るという流れです。

手伝いは全く苦ではないですよ。世界チャンピオンを目指して、脇目も振らず努力している姿を見ていますから、彼女が辞めるというまでは、私ができる限り助けられたらと思っています。

彼女の頑張りを近くで見ているので、大会で良い結果が出たとき、彼女の嬉しさがもの凄く伝わってくるんです。

今は、彼女の喜びが私の喜びになっているかもしれません。彼女の夢が叶ってほしいなといつも思っていますし、そのための協力は惜しみません。

食事の手助けをするようになって、私の食生活も変わりました。脂っこいものが大好きなのですが、彼女を見習って、以前の半分くらいに減らしました。

この本が、読者の皆さんを健康にしてくれるといいですね。

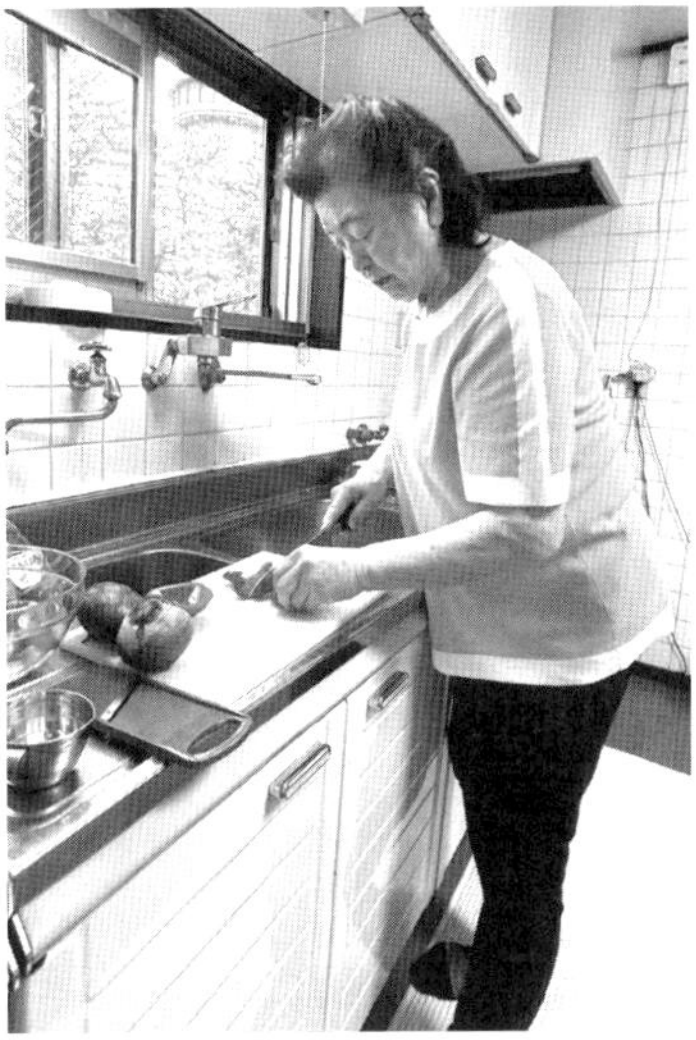

「これはどうする?」と1つ1つ確認しながら的確にサポートする絹子さん

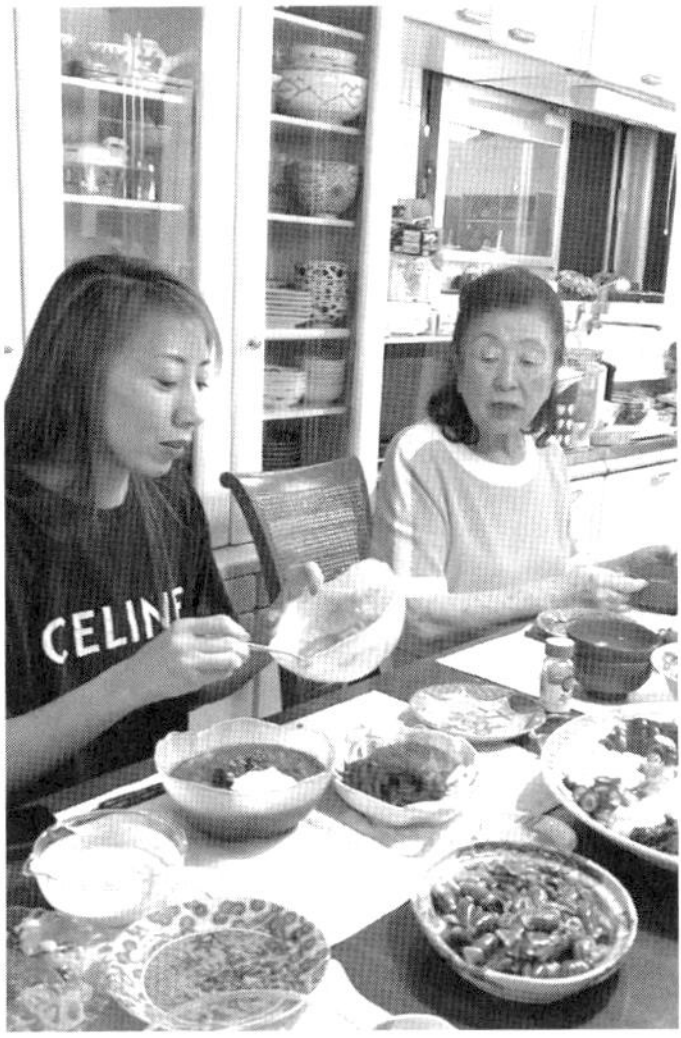

004

私が出演した「情熱大陸」を毎晩観て感動しているらしい！

最大の理解者で応援団長

毎晩泣いて

応援団長

夫のぐっちゃん

強く、優しく、負けず嫌い

安井さんが23歳頃に食事会で出会いました。第一印象はグラマーを通り越して〝デカイ〟。人見知りの彼女はその日ほとんど喋らなかったのですが、もう一度会いたいなと思って私から連絡をしました。その頃の私は仕事で悩んでいました。リーマンショックや不況の煽《あお》りを受け、親族が経営していた会社が大きく傾いて厳しい状況にありました。私は29歳までアメリカに留学していたこともあって、当時はまさに世間知らずのひよっこ。それでも経験がないなりに、会社を潰さないように、川口家を潰さないようにともがいていたんです。

証券会社に勤務し、軍隊のような環境でも、前向きに明るく仕事をしていた安井さんの姿に勇気をもらいました。きっと、本人も大変だったはずなのに、私の話を真剣に聞いてくれる。

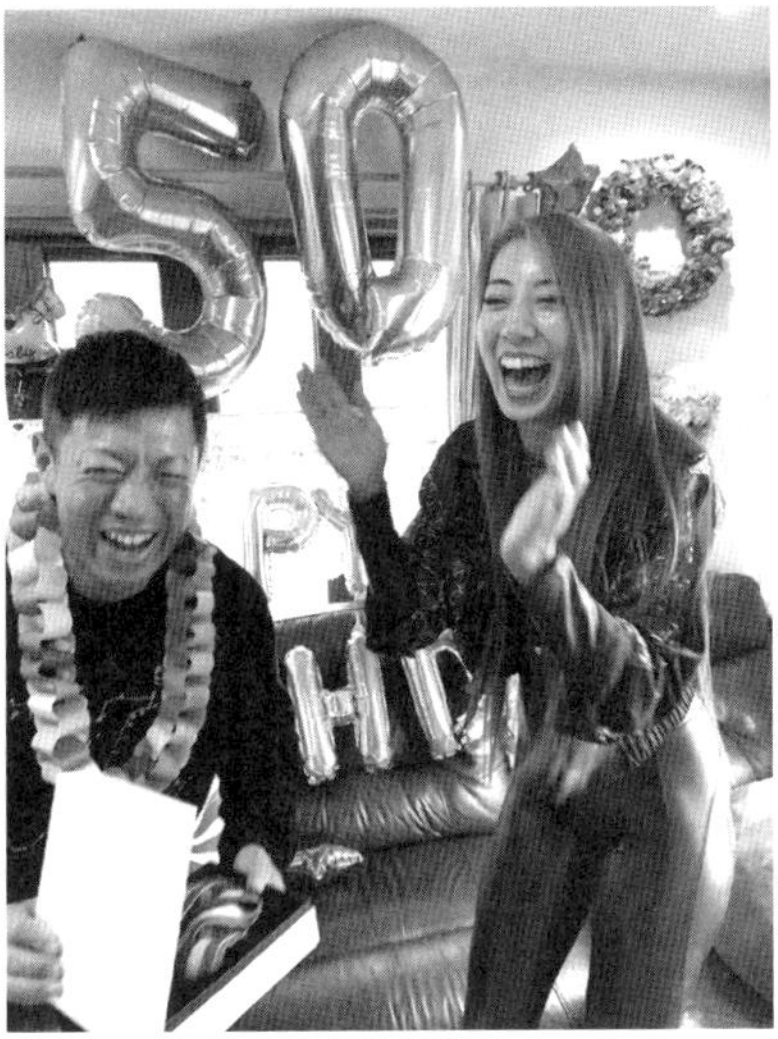
夫の誕生日会

安井さんと過ごす時間は、まさに心のオアシスでした。

安井さんが仕事を終える頃、21時か22時くらいに車で迎えに行って、自宅まで送るのがデートの時間。安井家の方たちは優しくて、何時にお邪魔してもウェルカム。食事やおしゃべりをして、23時半頃に「おやすみなさい」と言って、自宅に帰っていました。

会社が倒産し仕事を失う、財産がゼロになる不安を抱えていた私に、「もしそうなったとしても、2人がお腹いっぱい食べられるくらいの分は私が稼ぐから大丈夫。安心してね」と安井さんが笑顔で言ってくれたことがありました。私にそこまで言ってくれる太陽の様な安井さんとずっと一緒にいたい、絶対に幸せになってもらいたいと強く思ったのをよく覚えています。

出会った頃から、安井さんは負けず嫌いで、遊びで始めた卓球も、私に勝つために1人壁打ちの猛特訓。ゴルフも私の方が歴が長いから負けて当たり前なのに、差がついてくると無言になり、不機嫌に。「ナイスショット」なんて言われたことありません（笑）。

カラオケが2人の間で流行ったときも、毎回点数を細かく記録して真剣勝負していました（笑）。

彼女が褒められるのは自分のことのように嬉しい

私は昔からジムで鍛えるのが好きだったのですが、当時の安井さんは「筋肉なんて気持ち悪い！」「トレーニングは疲れそうだからやらない！」「スポーツクラブはお風呂に入りに行くだけ」と言って、私がトレーニングするのを待つ間、彼女は卓球の壁打ち特訓をするのがルーティンになっていました。なのでこの当時は、安井さんがビキニフィットネスのチャンピオンを目指すことになるなんて、全く想像していませんでした。

安井さんがXYZ《エクサイズ》の柏木先生（P.172参照）のところに通うことになって、先生との約束でブログを書くようになったとき、「カッコつけずに本音で書く。そして等身大の自分を見せるほうが応援してもらえるのではないか」という話はしたと思います。

というのも、幼少期から運動に打ち込んできたわけではない、普通のOLだった彼女が30歳を過ぎてから努力する姿、失敗を繰り返しながらも自分と未来を変えていく姿こそ共感がえらえると思いましたし、多くの人に応援してもらえる人になってほしいという気持ちがあったからです。

30歳って一般的な競技の場合、引退を考えたりもするような年齢で、そこから始めて、日本一、世界一を目指していく。努力を続け、諦めない姿は本当にカッコいいなと思います。

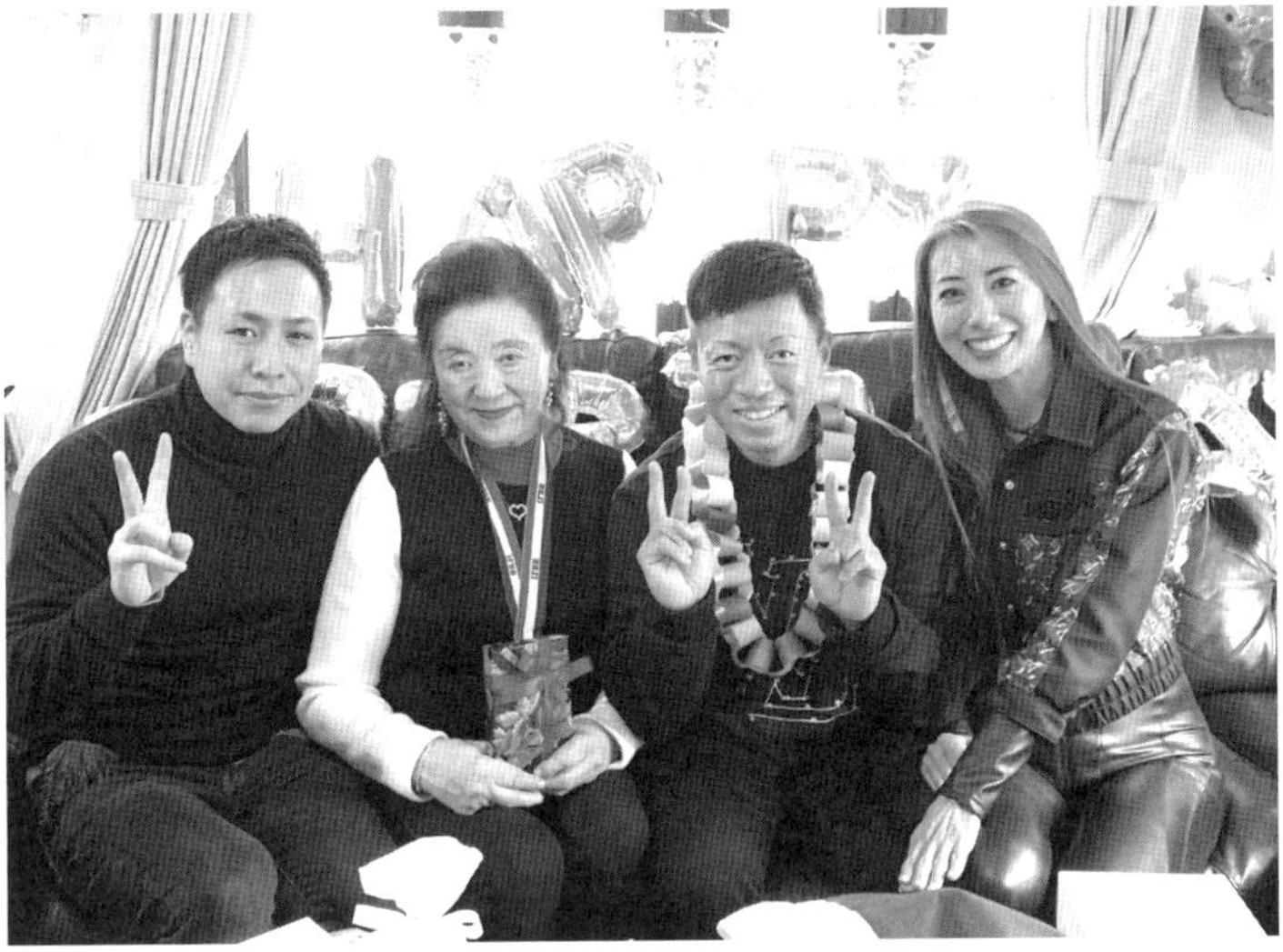

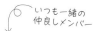

結果を出し続けることで、だんだんと応援してくれる人が増え、セミナーや講演会に呼ばれるようになり、メディアに出演することも増えました。プロ野球の始球式にも呼ばれ、こうやって本を出版することにもなりました。

この本に載っているレシピは、本人は「美味しい」と言って食べていますけど、ストイック過ぎるところがあるので、読者の皆さんの口に本当に合うのか私は少し心配しています（笑）。

彼女のように夢に向かって挑戦し続けるのは、私にはできないことですし、彼女の幸せが自分の幸せだったりもします。安井友梨が皆さんから褒められていると、自分も褒められているような気にもなるんです（笑）。

これからもパートナーとして全力で支えていけたらと思っています。

005

安井友梨を支え続ける師匠

私をチャンピオンにしてくれた伝説的なトレーナー！

XYZ
（エクサイズ）
柏木先生

ポテンシャルはあるが原石の状態だった

電話で問い合わせしてきた彼女は「ヒールでうまく歩けないんです……」と弱々しく要点を得ない内容で話していましたが、うちのジムでは競技用のヒールウォーキングを教えている。何か力になれるだろうと話しました。

出会った第一印象は容姿端麗で背も高いが、少し前屈みで不安そうにして、人見知り。緊張がほぐれるうちに、ビキニ競技に挑戦したいという思いと、そのためにいかに自分が努力しているかを真っ直ぐこちらを見つめながら長々と語り始めました。彼女なりに頑張っているのだなと感心しながらも、それはまだ体に表れていないなとも感じました。

自分にとってはいつものことなのですが、私が気のない返事をしていると感じたのかもしれ

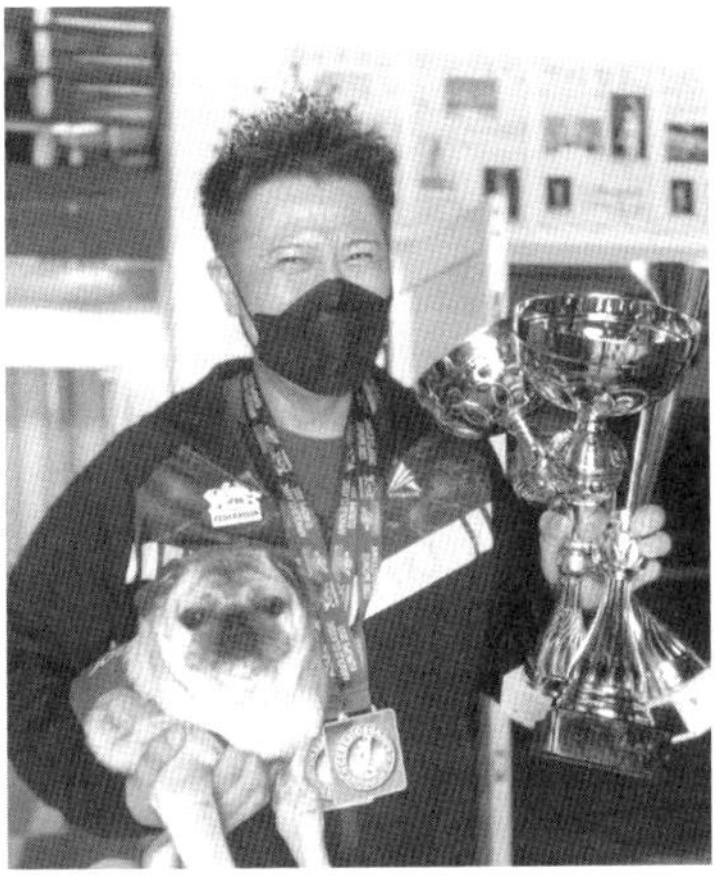

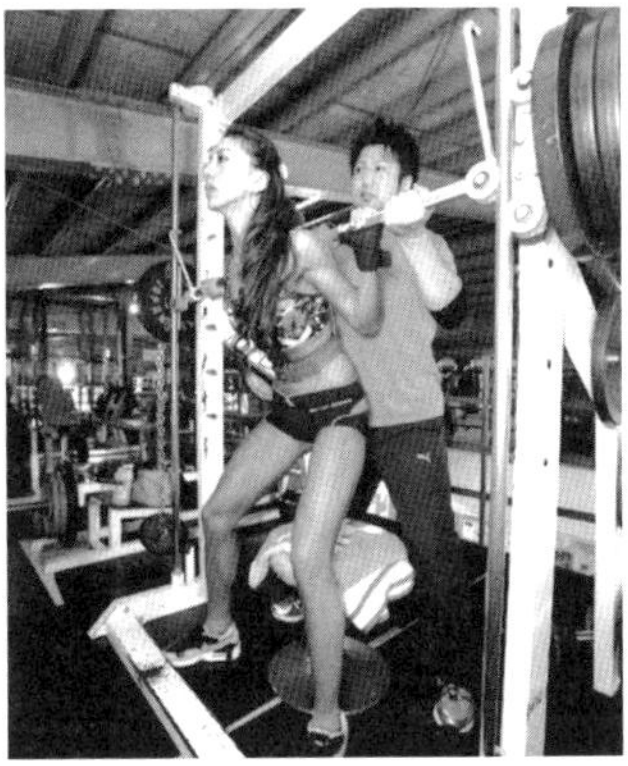

ません。ある日彼女は、最初とはかけ離れた傲慢な印象で、自分をアピールしてくるようになりました。専門家に対して実直さ0の態度にムカムカし、「そんなに言うなら結果で証明してみろ！　優勝すると言った以上はちゃんとついてこい！」と少々強めに煽《あお》ったことを覚えています。しかし、同時にビキニ競技に適した容姿であること、ある程度の骨格的な有利さがあることを説明しながら、疑問があっても指示に従うように伝えました。

うちのジムには、積み上げてきたノウハウ、チャンピオンへのロードマップがあります。そこには一般的なやり方とは異なる部分があるため、疑問が生じるかもしれない。けれど、説明をしたところで初心者には理解が難しい。だから、理解できなかったとしても指示に従ってほしいと。

それでも最後までついてこられるなら優勝できると話すと、彼女は「絶対に食らいつきます！」と宣言。それで、チャンピオンを目指してトレーニングを始めることになったのです。

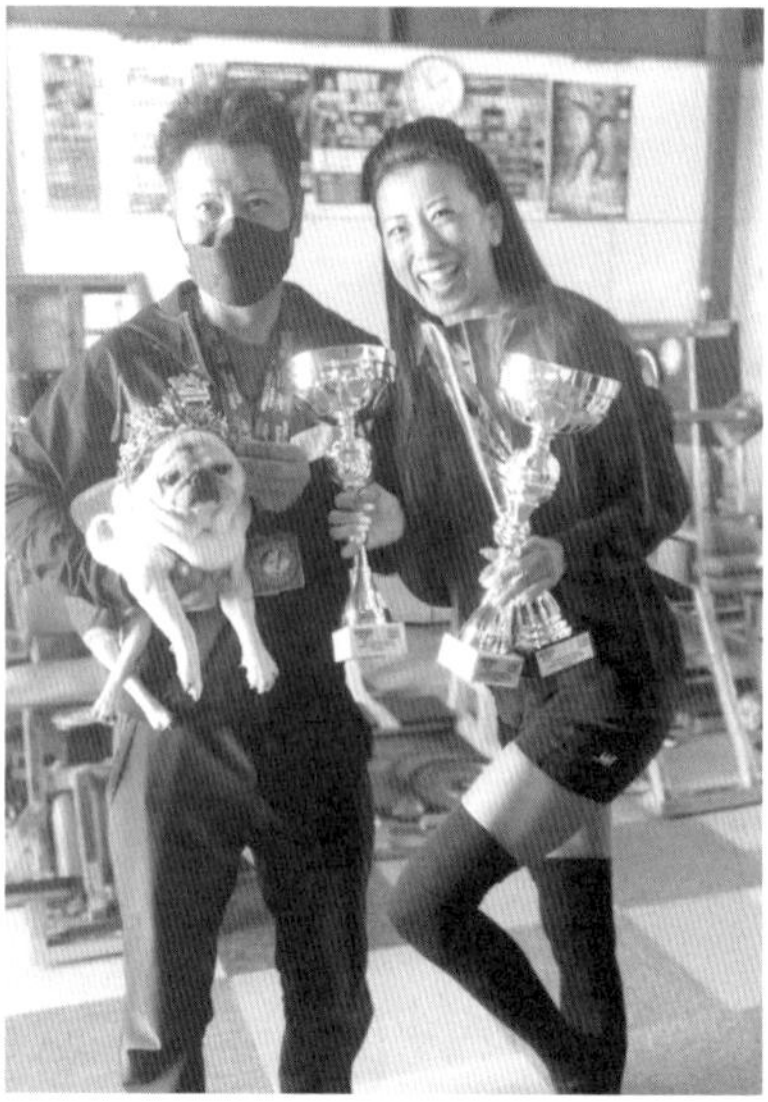

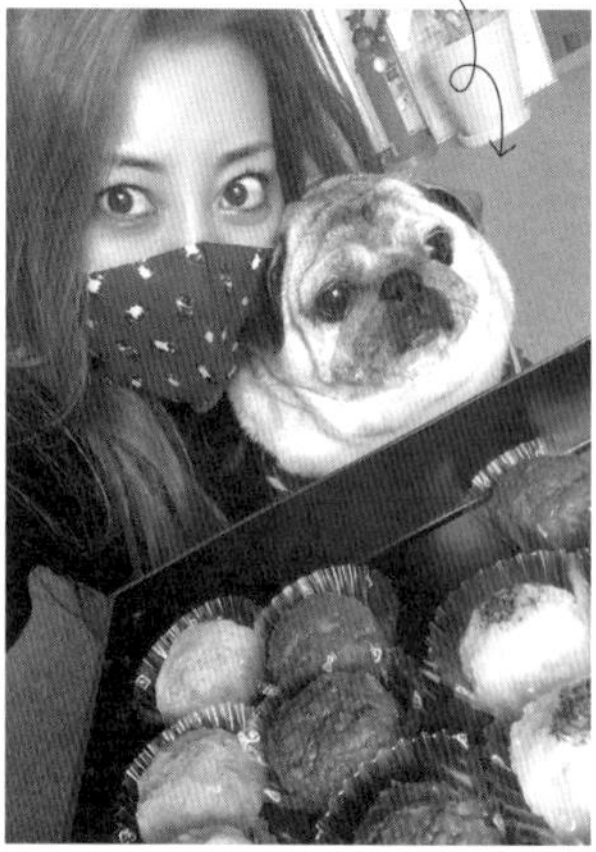

実行力の高さが安井友梨の強さの理由

初優勝を果たす大会当日の朝、長文のＬＩＮＥを送ったことを覚えています。約1年頑張ったねぎらいと、大きく成長したことへの賛辞、大会を楽しんでほしいこと、彼女を誇りに思っていることなどを書きました。心の中では「こんなに俺も頑張って、完璧だと思って送り出しているのだから、負けるわけがない！」と思いながら。優勝と聞いたときは、嬉しさよりも安堵感のほうが優っていました。

彼女の一番の強みは実行力でしょう。指示に対して、必ず応える力を持っています。ここ一番というタイミングで「毅《つよ》くなれ！」という言葉をかけてきました。「毅い」とは意志が強く、動じず、決断力がある強い心のこと。彼女は私の指示に対して毅さをもって応えてきたと思います。それが彼女の持つ実行力であり、優勝し続けてきた理由なのだと思います。

２０２3年のアーノルド・クラシック・ヨーロッパは、仕事中にネット配信で大会の様子を確認していました。決勝の段階で、優勝が近いかもしれないなと期待していました。表彰で2位の選手が呼ばれたとき、自分の心臓が高鳴り、ストレスが一気に抜けたのがわかりました。悲願の世界1位となった瞬間を目にすることができ、本当に感動しました。

初めて大会に出場して以来、彼女は勝ち続けてきました。これは常に向上し続けないと達成できないことです。昔伝えた「日々ベストを尽くすこと。その日1日を振り返り後悔のない日であったと自信を持って言えること」。それを彼女は自分の言葉で「３６５日３６５勝！」と言い換え、体現してきました。10年という長い年月、それを継続するというのは、並大抵の努力ではありません。言葉では言い表せないレベルです。

安井友梨が描いた軌跡は、それに続こうとする多くの人の道標《みちしるべ》となり、毅《つよ》く生きようとする彼女の姿は多くの人を救ってきたはずです。

まだお疲れさまというには早いですが、ここまで本当によく頑張ってきたと思います。心身ともに素晴らしい成長を遂げたのは間違いありません。

以前約束した通り、どんなにケンカしても、どんなにバツが悪くても、うちのジムに足を運んでください。これからの活躍も楽しみにしています。

何より家族よりも過ごす時間が長い。何でも相談してきてください。

006

家族よりも過ごす時間が長い!? 何でも相談できる人

週6日指導を受けるコーチ

治療家兼トレーナー

武井コーチ

オフシーズンのコンディションが昔とは段違い

安井さんのトレーニングを見るようになったのは2018年からですね。トレーニングはしっかりとしているようだけれど、まだ発展途上の部分が多くあるなと思いました。

話を聞くと、食生活の部分は基本こそおさえていて減量中は悪いものは食べていなかったんですが、オフシーズンは結構雑だったというか、肉も好きなだけ食べているし、シュークリームも食べているしで。それはオフにコンディション落ちるよなと（笑）。

世界一を目指していくなら、腸内環境を改善していかないといけません。外側を鍛えるトレーニングだけでなく、体の内側のことを考えていかないと、トップ中のトップには届かないという話をしたことを覚えています。たまに天然で体質が恵まれている人もいるのですが、基本的

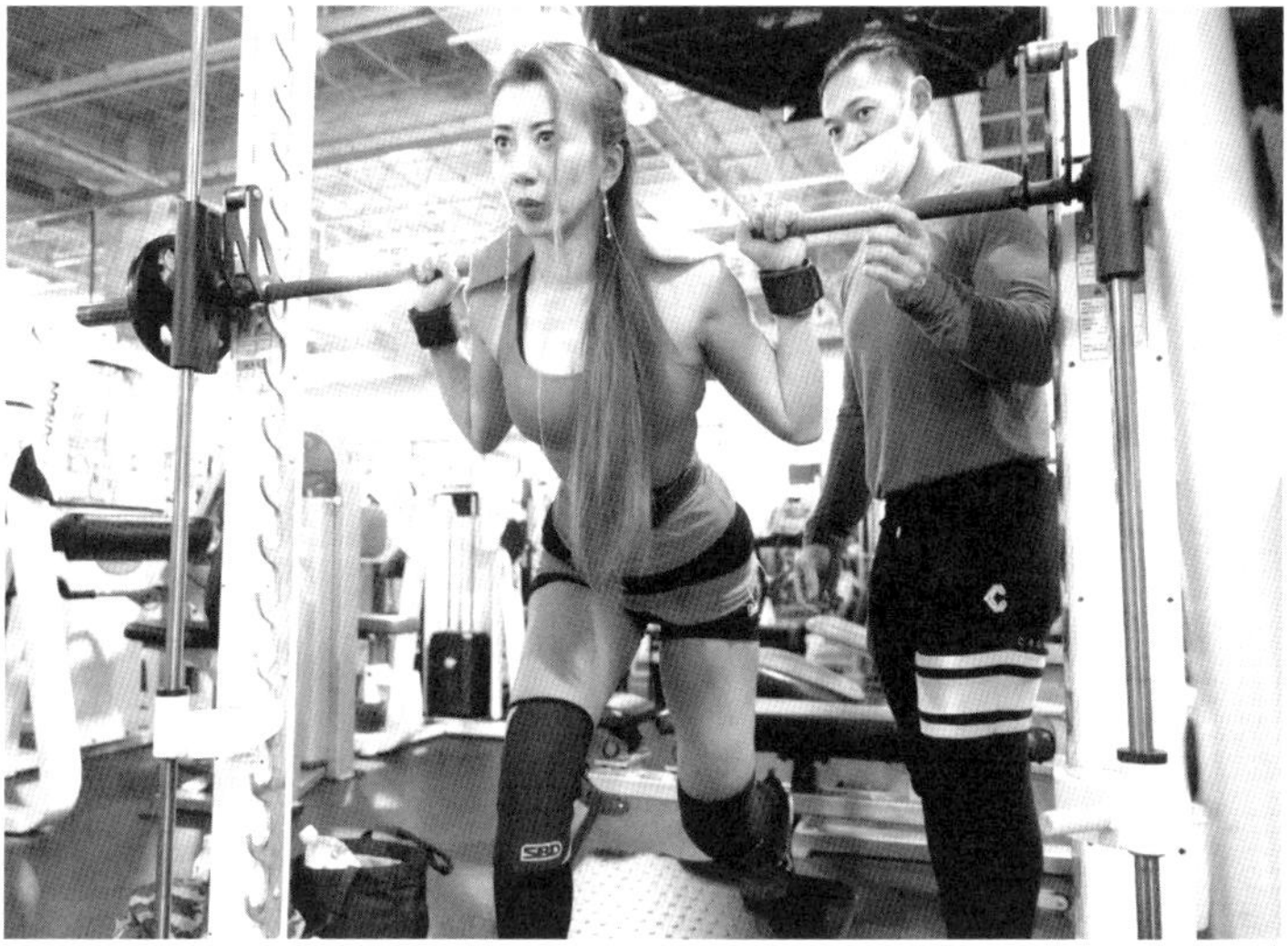

には腸内環境に気をつけて、代謝や排出が上手く回るように食物にも気を配っていかないと、ボディメイクは上手くいかないんです。

腸内環境についてはこの本でも触れていると思うのですが、腸内環境が悪いままでは消化吸収がうまくいきません。そして、大抵の人は腸内環境が悪く、腸が動いていません。もし、安井さんのような体になりたいと思っているのなら、腸内環境を疎かにせずに、排出力、循環力のある体を目指してください。

今の安井さんは食に関しても相当ハイレベルで気を遣えていて、オフシーズンのコンディションもかなり良くなっています。そのおかげで減量もかなりスムーズ。自己治癒力も上がっていたから、粉砕骨折をしたときも、ステージに間に合ったのだと思います。

諦めるという選択肢がない人

一般的には加齢とともに下がってくるものがありますけど、6年前と比べて落ちたものがあるかというとそんなことはなくて、むしろ総合力は上がり続けていると思います。２０２３年からは外資系証券会社ＯＬを辞めてデスクワークがなくなったので、座りっぱなしのシチュエーションが解消された。筋肉や関節の状態は今のほうが良いんじゃないですかね。

トレーニングしている時間って1日の中で1時間、長くて2時間くらいのことなので、それ以外の時間の過ごし方の方が体への影響は大きかったりするんです。安井さんの場合、1日8時間以上座りっぱなしという状況がなくなったので、それは大きいと思います。

コロナ期からの3年間は、業務形態が変わってデスクワークがかなり長時間になってしまっていたので、本当に大変でしたね。仕事終わりはもう体がガチガチでそのリセットに時間を使っていたので、朝も仕事の前にジムに来てトレーニングをしていました。

安井さんは上肢の柔軟性はもともとあったんですが、長時間のデスクワークの蓄積のせいか、股関節の動きが悪かったです。そこが改善してきたことで、トレーニングの質も上がり、下半身の筋肉量がアップしたと思います。

安井さんが新しく取り入れる食物に関しては、僕も一定期間、同じように食べるようにしています。合うか合わないかには個人差があるものですが、自分でも試してみないとアドバイスをするのが難しくなってしまうからです。

安井さんの強さは、ネバーギブアップの精神。それはチャンピオンに必要な資質だと思うのですが、諦めるという選択肢がないんです。壁にぶつかっても、とにかくやり遂げるための方法を考えているんですよね。

アーノルド・クラシック・ヨーロッパで勝ったのは必然だったのだろうと思いますし、これからもタイトルを獲得していくのでしょう。

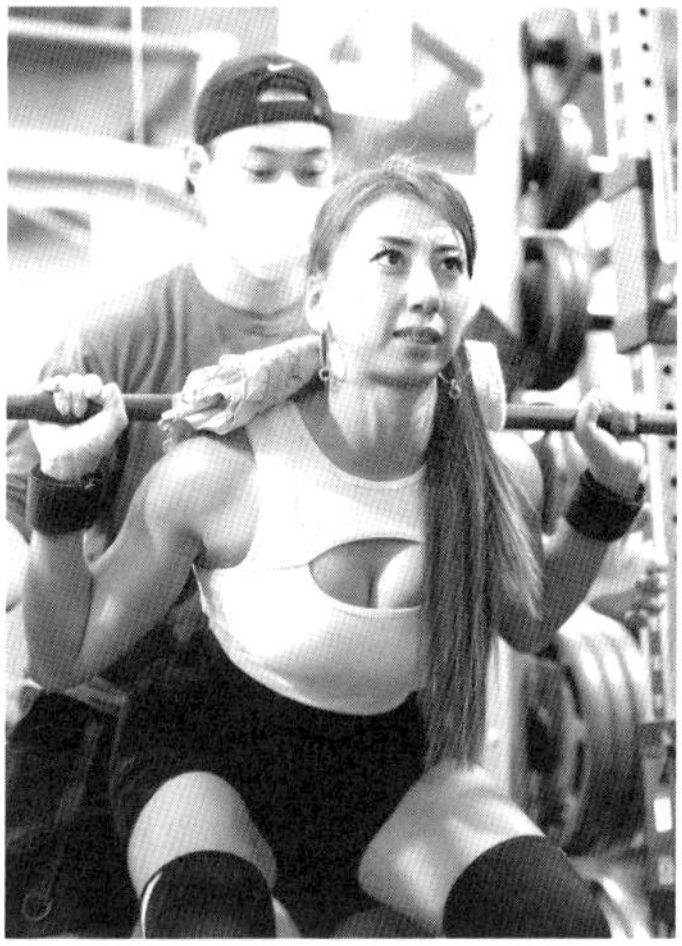

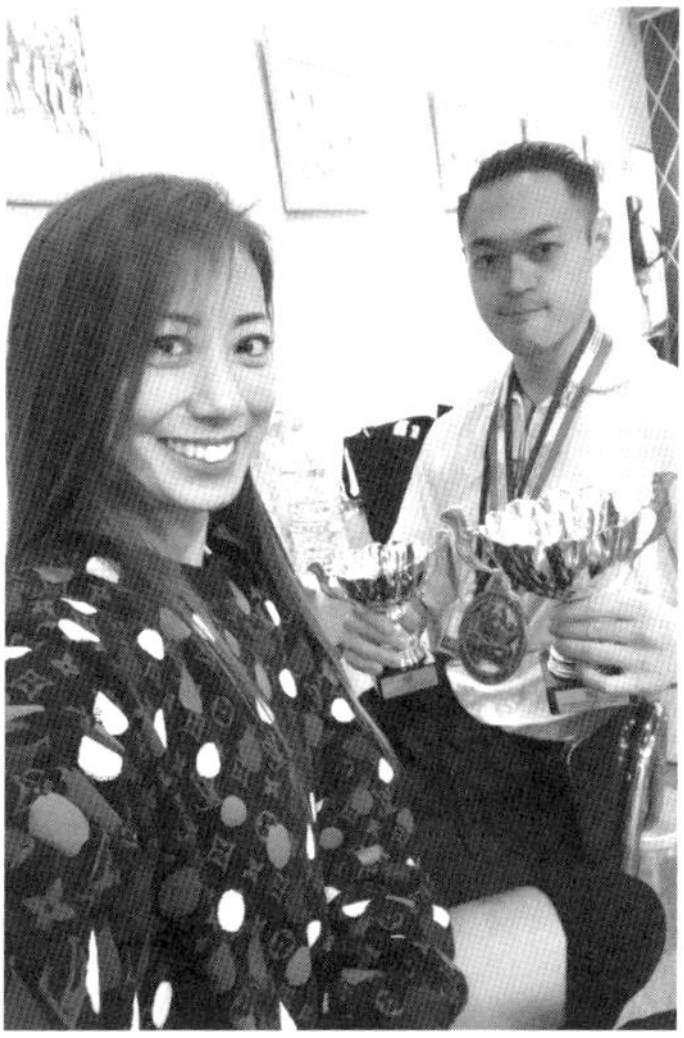

007

尊敬している姉のような存在

競技を続けている唯一の同期！ 奇跡の50代！

競技仲間

関根秀子選手

友梨さんが夢を叶えるサポートをしたい

友梨さんは大会デビューが私と同じ２０１５年。初めて出会ったその時に「自分の優勝はないな」と悟ったほど。そのときからずば抜けて輝いていて、遠い存在だと思っていました。私がなかなか世界選手権のシードがとれなくて、3年ほど前の世界選手権で初めて一緒になったのですが、そのときに一緒に食事をしたり、ウォーキングをしたり、長い時間をともに過ごす間に打ち解けて、絆が生まれ、仲良くなりました。

友梨さんは人見知りの部分がありつつ、自分の世界をとてもしっかりと持っている。そんな印象を受けました。

私は日本一になるのに5年かかりました。もちろん世界一は諦めてはいないけれど、正直難

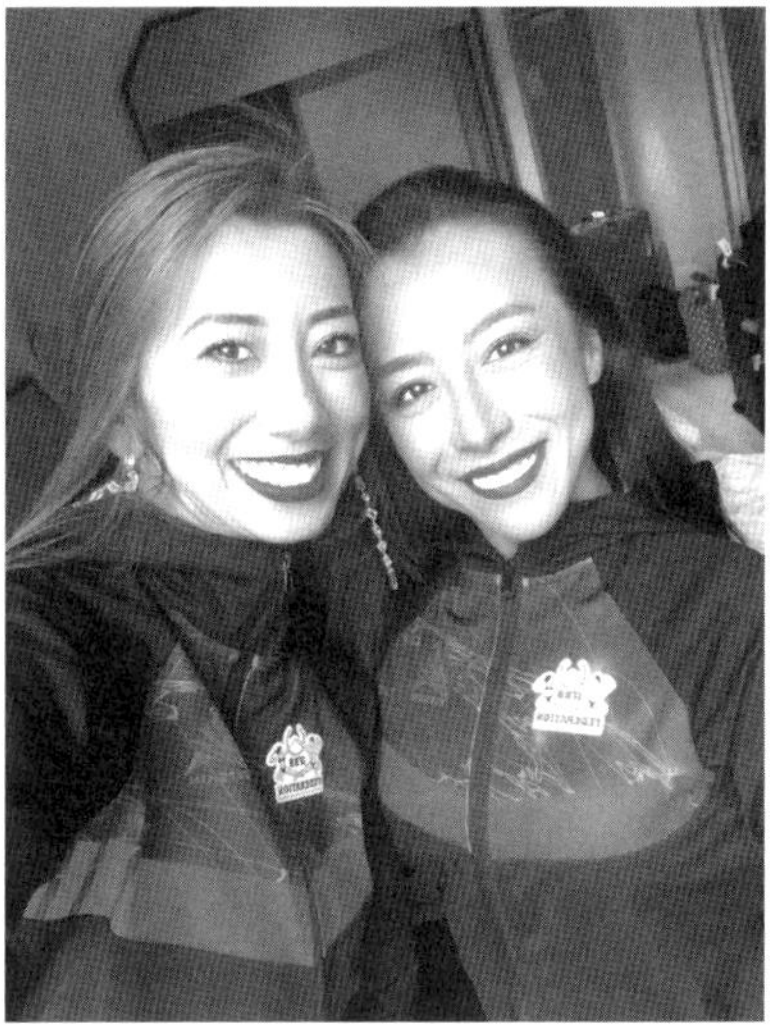

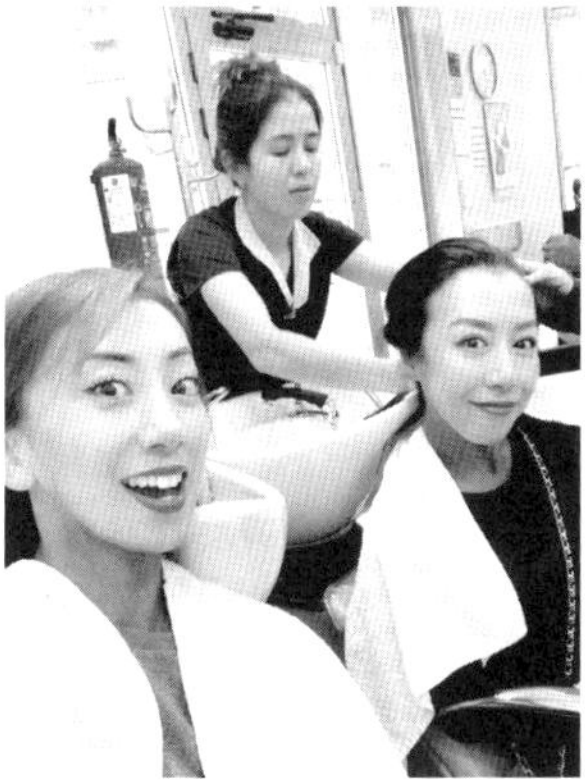

しいなとも思っています。だからというわけではないのですが、世界一を獲れるのは友梨さんしかいないだろうと、友梨さんに夢を託している部分がありました。
なので、骨折を乗り越えて挑んだアーノルド・クラシック・ヨーロッパのときは、私ができる限りのサポートをしようと思っていました。ステージ真横のスタンドから眺めていたのですが、彼女がステージに立ったとき、今日は友梨さんがナンバーワンだ、オーバーオールも獲ると確信しました。本当に心身が仕上がっていて、指先から蝶が舞っているようでした。
友梨さんは桁外れの努力ができて、世界で勝てるポテンシャルもある方。世界タイトルを連覇することだってできると思います。
もちろん、悩みだってあるでしょう。もっと頼ってもらえたらと思いますし、私からももっと寄り添っていきたいと思っています。

008

励まし合える心強い仲間

本気で世界一を目指す、本音で話せる人！

競技仲間

長瀬陽子選手

安井さんはポジティブな意味で変態（笑）

私がビキニフィットネスの大会に出るようになったのは、安井さんより2年あと。当時、私にとっては不思議な存在でした。というのも、美人で顔が小さくて、背も高い。しかも銀行員としてバリバリ働いている。何でも持っているのに、なんでこんなしんどいジャンルに来たのかなって。当時は今ほどフィットネスが盛り上がっていたわけではないですしね。

実際にコミュニケーションをとってみると、実直で、ポジティブな意味で私よりも何倍も執念深い（笑）、求道者のような人でした。

そして、自分の立ち位置がわかっているというか、トップ選手としての自覚があって、それに応じた発言と行動ができる点も素晴らしいなと思いました。

アーノルド・クラシック・ヨーロッパで安井さんが優勝したときは、こんな時代が来るんだなと感動しました。というのも、私がビキニフィットネスを始めた年に、自分が取り組もうとしていることの最高峰を観ようと世界選手権を観戦に行ったんですが、当時は安井さんを含めて日本の選手と世界一の選手とは天と地ぐらい差があるように見えて。私が生きているうちには世界で勝つことは無理なんじゃないかとそのときは感じていたんです。

でも安井さんはやり遂げた！

私も安井さんも1個のことにしか集中できないド変態。お互いこれからも変態を続けていきましょう！（笑）

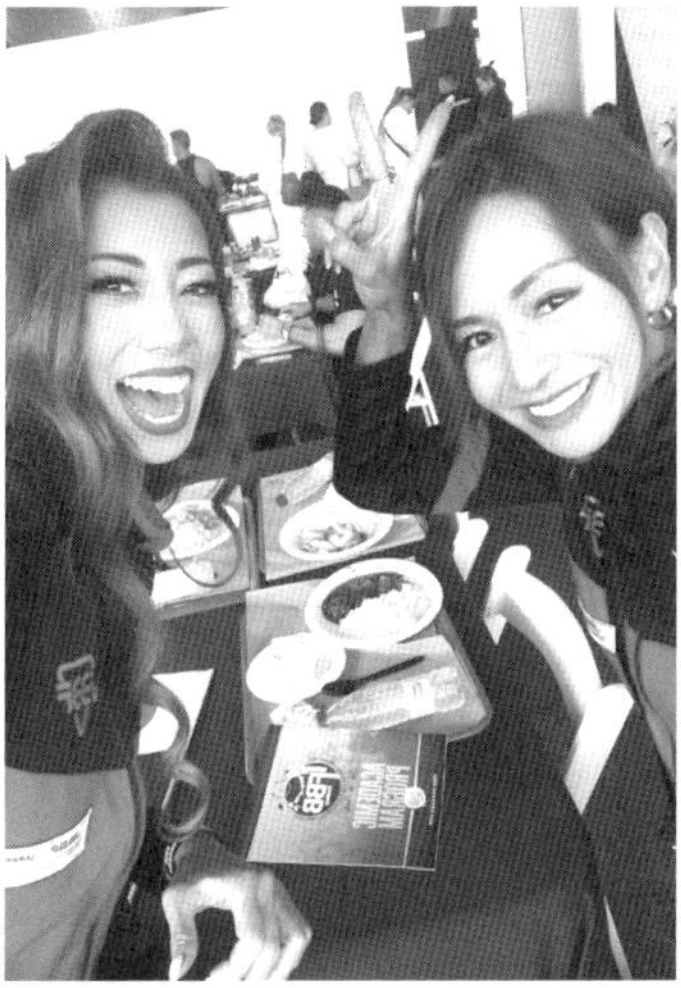

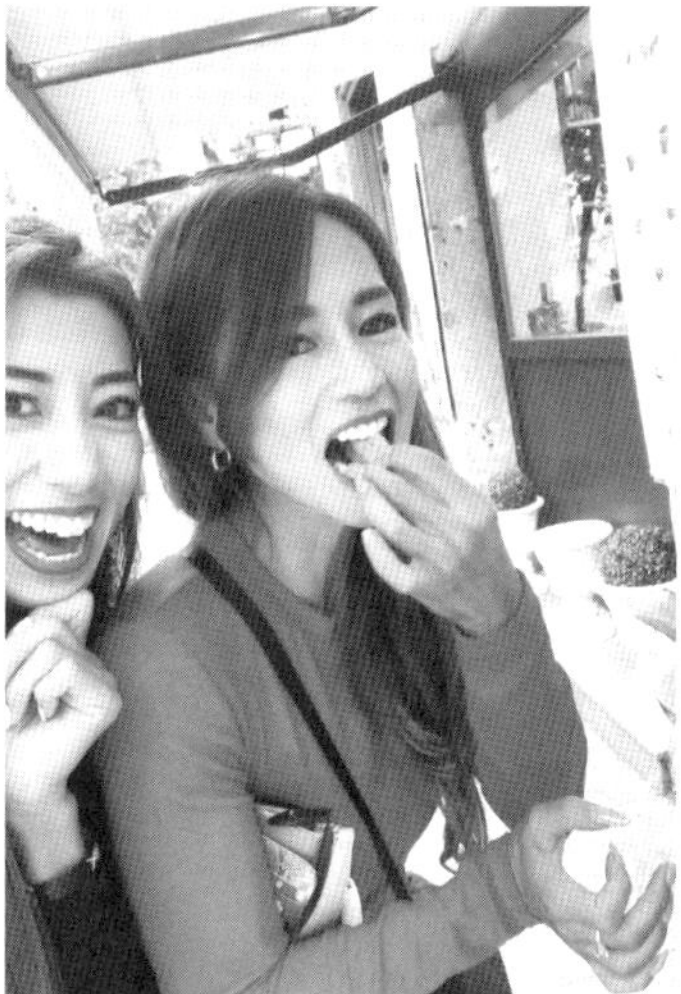

009

山中さんなしではファボリンクも川口家も成り立たない！

ファボリンクを支える屋台骨

FAVOLINK
スタッフ
山中さん

安井さんの妥協のない姿勢に力をもらっています

安井さんと一緒に仕事をするようになったのは、2019年の5月。交通事故で大怪我をしたことをきっかけに以前の職場を離れる決意をしたときに、誘って頂いたんです。安井さんの弟さんと知り合いだったこともあって、安井さんの活動自体は知っていました。

ファボリンクの商品は、ご協力頂けるメーカーさん探しから始まり、安井さんのリクエストを伝えて、試作を重ねて作り上げていくことになります。安井さんのこだわりが強いので「簡単にできますよ！」と言われた記憶はないですね（笑）。

使いたい素材や原料が、メーカーさんがすぐに手配できるものだと話は早いのですが、もちろんそういうことばかりではなく、こちらで調達先を探すこともあります。ただ、食品や化粧

お料理も
お手伝い

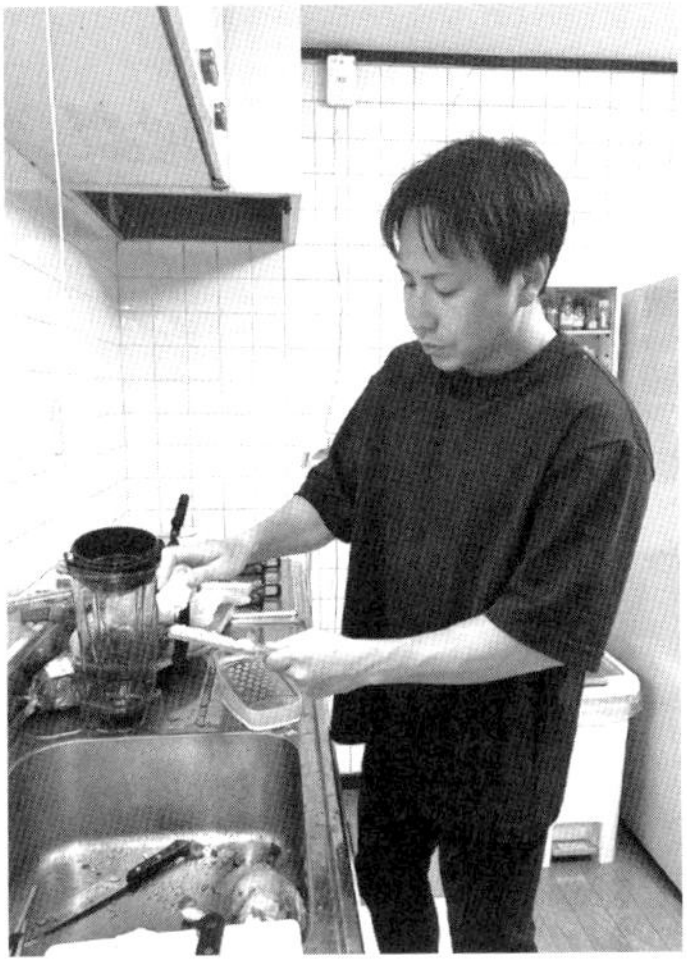

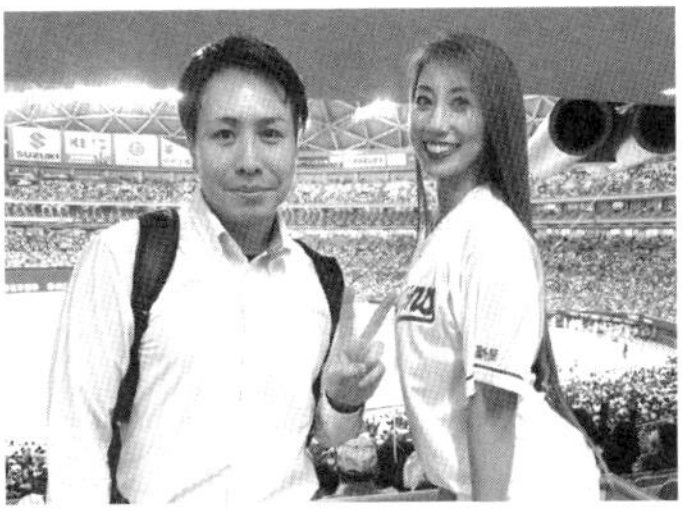

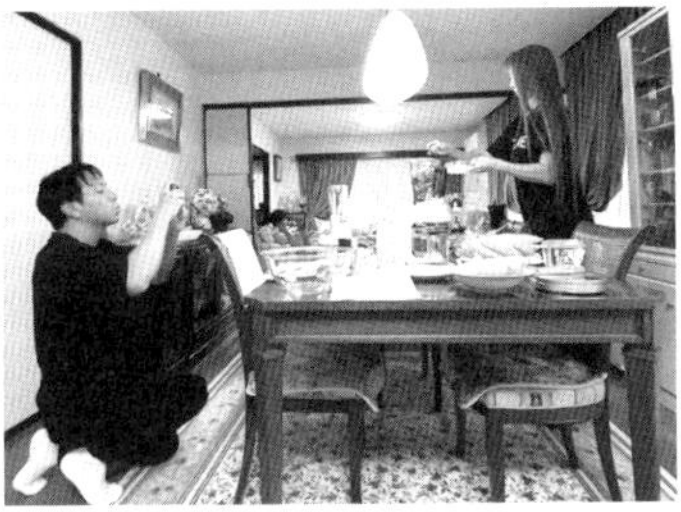

品の場合は、安全面に配慮をしなければならないため、こちらが原料を調達する場合のハードルはなかなか高かったりもします。

たとえば「ファボビーツカレー」に入っている黒レンズ豆は国内での取り扱いが少ない原料だったため、調達に苦労しました。食品だと保存のことを考慮して添加物を使いたいメーカーさんと折り合いがつかないことがありますし、化粧品だと良い原料にこだわったためとんでもない金額になり、一般販売にたどり着かなかったこともあります。ただ、それらを諦めているということはなく、いずれ商品化できたらなと思っていますし、それが私の仕事だと思っています。

安井さんは常に前向きで、立ちはだかる壁をものともせずに突き進んでいきます。その姿にはとても勇気をもらえますし、自分ももっと挑戦しなくてはと思わせてくれるんです。

自分と未来は、変えられる

「ダイエット食」と「くびれごはん」は似て非なるもの

「くびれご飯ダイエット」を手にとって頂き、そしてここまで読んで頂き、ありがとうございます。いかがだったでしょうか。皆さんが、自分史上最高の美しさを手に入れるためのサポートを少しでもできたのなら、これ以上の喜びはありません。

ここまで本書を読んでくださった皆さんにならお分かり頂けるかと思いますが、一般的な「ダイエット食」と「くびれごはん」は、一見似ているようで、目的としているもの、ゴールとしているものが違います。一般的なダイエット食は、必要な栄養素を摂取しながらカロリーを抑えること、糖質や脂質の摂取量を抑えることなどを目的としている場合がほとんどですが、「くびれごはん」では、無駄なものを体内から排出すること、内臓への負担を減らすこと、腸内環境を整えることを目的としています。

ですから、「くびれごはん」生活を続けていると、腸がきれいになり、血液が美しくなり、自己免疫力が向上します。結果、長年の不調が解消されたりもします。

ただ体重が減ったり、痩せたり、くびれができるだけではありません。腸が変わり、内側からも身体が変わります。起こるのは身体の変化だけではありません。心が変わり、思考が変わります。自分自身に感謝でき、自分を労わり大切にすることで、自信を持てるようになり、自分を好きになれます。そう、食事を変えることで人生が変わるのです。

常に疲れやすい、1日中眠くてたまらない、腰痛や筋肉痛が酷い、風邪にかかりやすい、お腹がぽっこりしている。このような悩みを抱えている人の多くは、動物性たんぱく質や加工食品を過度に摂取し、内臓に過度な負荷をかけています。

生食を中心にした「くびれごはん」生活を始めると、体は浄化モードになり、体内に溜まっていた老廃物が排出されます。腸内環境が整い、消化吸収もスムーズになります。

美しいくびれを手に入れるためには、詰まりのないクリーンな胃腸が不可欠です。体が本来持っている消化力、排出力を十分に発揮できるようになれば、身体は変わっていきます。そして身体が変われば、自ずと心も変わります。

「くびれごはん」は、本来の自分を取り戻すためのもの。健やかな心身を取り戻し、美しいくびれを手に入れましょう。

誰でも人生を変えることができます 必要なのは一歩を踏み出す勇気

30歳を過ぎたぽっちゃりＯＬが、ダイエットのために目標を作ろうとしたときに出会ったのがビキニフィットネスです。この出会いによって、私の身体は変わり、心が変わり、人生も大きく変わることになりました。

それまでは自分に自信がない、自分のことを好きになれない30年でした。自信って何だろう、どうしたら自分を好きになることができるんだろう、どうしたら自分を認めて受け入れることができるんだろう。そんな風に考える毎日でした。

心の底から笑いたい、幸せだと感じたい。そう強く願っていました。ビキニフィットネスに出会ってからは、他人と比べずに昨日の自分に勝つことを徹底しました。今の現実が嫌なら自分を変えるしかない。だから、チャレンジしまくりました。失敗を恐れてやらなかったこと、怖くて一歩が踏み出せなかったことを全部やってみることにしました。

人任せにしたり、人に言われたからという理由で始めたりすると、失敗したときに人のせいにしたくなります。しかし、自分で決めたら、言い訳ができません。自分で決断して、とにかく挑戦する。失敗したら修正してまたチャレンジする。それをひたすら続けていたら、次第に道が拓け、見える景色がどんどん変わっていきました。

およそ10年、ビキニフィットネスを続けてきて、自信を持つとは自分が自分を信じられるようになることだとわかりました。最初から自信があったわけではありませんし、今でも自信満々とは言えません。しかし、ビキニフィットネスを始める前と比べたら、自分を信じられるようになりました。

「できるか、できないか」ではなく、「やるか、やらないか」。そう考えてチャレンジを続けることで、私の人生は変わりました。

毎日自分に挑戦し続ける。その小さな一歩の積み重ねが、必ず未来を変えてくれます。そして、人生に遅過ぎるということはありません。夢を追いかけたり、情熱を持って生きたりすることに年齢制限なんてありません。

誰でも、何歳からでも、自分と未来は変えられるんです。

大切なのは、今この瞬間から行動を起こすこと。失敗を恐れずに踏み出すこと。失敗や挫折は、成功のために必要な糧であり、学びが得られる機会です。

自分の心の声を大切にして、やってみたいと思ったことに挑戦してみましょう。勇気を持って一歩を踏み出せば、新たな人生の扉が開くはずです。

失敗は夢を叶えるための糧 怖がらずに挑戦を積み重ねましょう

２０２４年12月。38年ぶりの日本開催となる世界フィットネス選手権が開催されました。もちろん私にとっては初となる母国開催の世界選手権出場であり、この大会が個人として9度目となる世界選手権へのチャレンジでした（２０２０年はコロナ禍で大会中止）。

初出場した10年前のハンガリー大会では、あっという間の予選落ち。ヨーロッパの選手たちのあまりのレベルの高さに愕然とし、「私は場違いだ」と絶望しました。翌年に向けての課題が何なのか、どんな準備が必要なのかといったことをまったく考えられないほど、頭が真っ白になったのを覚えています。

世界と互角に戦うにはあと１００年かかる、ＤＮＡレベルから体を変えないと勝つことができない、という声が上がるほどの大きな差がありました。

それでも、私には、大好きなビキニフィットネスを一人でも多くの人に応援してもらえる競技にしたいという夢があり、予選落ちを繰り返しても前を向き、一歩一歩でも前に進み続ければ、必ず世界一になれると信じ、トレーニングを重ねてきました。

そして、9度目の挑戦で遂にビキニフィットネス世界一になることができたのです。

私の優勝は、決して私だけのものではありません。競技への挑戦を理解してくれた家族、世界一になるために必要なものを形にしてくれたFAVOLINKチーム、ここまで私を育ててくれたJBBF関係者の方たち、最強のコーチ陣、大切な競技仲間、大会に携わったスタッフの方たち、そして応援してくださる皆さん。全員で掴んだ優勝なのです。

本当にありがとうございました。心から感謝しています。

大人になってからでも、自分で自分の可能性を信じ続けさえすれば、夢は叶うと、ビキニフィットネスが教えてくれました。これは私だけに起きた特別な出来事というわけではありません。ここまでこの本を読んでくださった皆さんにも、既に夢を叶える魔法がかかっています。

今から、小さなチャレンジを積み重ねていきましょう。失敗しても構いません。勉強するチャンス、成長するチャンス、すべてのチャンスを活かして、人生を全力で楽しみましょう。諦めなければ、何歳からでも、いつからでも、自分と未来は変えられます。

自分を自分史上最高に育て上げましょう。

誰かと比べることなく、自分史上最高の自分で生きるのです！

人は生きているうちに何度でも生まれ変わることができます。自分自身を好きでいるために、今、この瞬間を全力で生きましょう！

著者プロフィール 安井友梨 (*Yuri Yasui*)

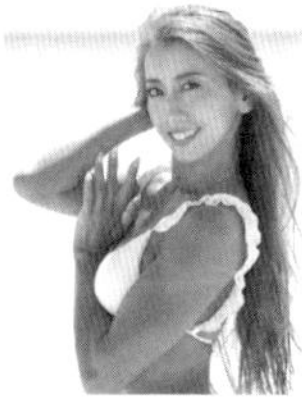

セント・フォース所属　愛知県出身、元外資系銀行員。30歳（2015年）よりトレーニングを開始。競技と仕事の"二刀流"を続けながら世界の頂を目指し、僅か10ヵ月で"第2回オールジャパンビキニフィットネス選手権"優勝。2015-2024年国内10年間9連覇中の通称【絶対女王】。2019年には"アジア選手権大会"総合優勝。2021年2022年2年連続で、世界選手権大会準優勝。2023年は、大会3週間前に足を粉砕骨折しながら強行出場した国内、国際大会全て優勝。2023年11月の世界選手権において日本人史上初のフィットモデル世界一に輝く。2024年12月、9回目の世界選手権チャレンジにて、日本人初のビキニフィットネス世界一となる。TBS系「マツコの知らない世界」に年1200個食べる「おはぎ好き」として出演し、話題に。2022年11月にはTBS系「情熱大陸」で特集される。
女性アスリートNo.1ブログ
【オフィシャルブログURL】 https://ameblo.jp/yuriyasui/
SNS総フォロワー30万人

監修者プロフィール 工藤孝文 (*Takafumi kudo*)

1983年福岡県生まれ。福岡大学医学部卒業。福岡県みやま市の工藤内科で地域医療を行っている。専門は、糖尿病・ダイエット治療・漢方治療。「ガッテン!」(NHK)、「世界一受けたい授業」（日本テレビ）など、テレビ番組への出演・医療監修のほか、健康関連の著作も多い。

半年間《はんとしかん》でウエストマイナス30㎝《センチ》
くびれごはんダイエット
2025年2月18日　第1刷発行
2025年6月10日　第2刷発行

著　者　安井友梨《やすいゆり》
発行者　清田則子
発行所　株式会社講談社
KODANSHA
〒112-8001　東京都文京区音羽2-12-21
販売　TEL03-5395-5817
業務　TEL03-5395-3615
編　集　株式会社　講談社エディトリアル
代　表　堺　公江
〒112-0013　東京都文京区音羽1-17-18
護国寺SIAビル6F
編集部　TEL03-5319-2171
印刷所　株式会社DNP出版プロダクツ
製本所　株式会社国宝社

ISBN978-4-06-538252-3